武蔵野大学シリーズ
12

社交不安症の基礎理解と認知行動療法

城月健太郎［編・著］

武蔵野大学出版会

目次

第1章　社交不安症の疫学と認知行動モデル……………5

第2章　社交不安症とその治療……………21

第3章　社交不安症の認知行動療法の実際……………53

第4章　社交不安症患者の
　　　　スピーチエクスポージャーにおける
　　　　認知プロセスに関する理解……………63

第5章　集団認知行動療法への
　　　　参加をもとに復職支援を進めた
　　　　社交不安障害患者の一事例……………75

第6章　会話場面を用いた社交不安に対する
　　　　集団認知行動療法の効果……………91

第7章　社交不安症に対する
　　　　個人認知行動療法プログラムの効果……………99

第8章　治療プログラムに関するアイデアとガイド……………107

　　おわりに……………117

　　引用文献……………121

　　プログラムに関する参考資料……………137

著者の所属

城月健太郎　博士(人間科学)
現所属:武蔵野大学人間科学部准教授
担当:編, 第3章〜第8章

大川翔　修士(臨床心理学)
現所属:千葉大学子どものこころの発達教育研究センター
大阪大学大学院連合小児発達学研究科千葉校　博士後期課程
千葉大学大学院医学研究院認知行動生理学　特任研究員
担当:第1章

野田昇太　修士(臨床心理学)
現所属:武蔵野大学大学院人間社会研究科　博士後期課程
東京マインドフルネスセンター
担当:第2章

第 I 章

社交不安症の疫学と認知行動モデル

The epidemiology and
cognitive behavioral model
of Social Anxiety Disorder

社交不安症とは

　社交不安症/社交不安障害（Social Anxiety Disorder: 以下SAD）は、他者の注視を浴びる可能性のある社会的場面に対する顕著な、または強烈な恐怖や不安を特徴とする疾患である（American Psychiatric Association; 以下APA, 2013）。社交場面に対する不安（以下，社交不安）が強く，社会的状況を回避したり苦痛に感じるために，その人の日常生活や職業上の機能，対人関係が阻害されている場合，Fifth edition of the Diagnostic and Statistical Manual of Mental Disorders（以下DSM-5）においてSADと診断される（APA, 2013）。DSM-5におけるSADの診断基準をTable1-1に示す。SADの診断はこの診断基準に基づいて行われる。SAD患者が最も恐怖する社会的状況としては、「発表など公共の場で話すこと」が報告されており，その他にも「知らない人と話すこと」や「権威のある人と話すこと」が恐怖を感じやすい状況として報告されている（Ruscio Brown, Chiu, Sareen, Stein, & Kessler, 2008）。

　SADの症状は認知的症状，行動的症状，身体的症状の3つに大別されている。認知的症状には，社会的状況において自分が周りからどう思われているかの破局的解釈や，否定的な自己評価が含まれる。具体例としては，「周りの人は自分のことを変だと思っている」とか「自分は何もできないダメなやつだ」と考えることが挙げられる。行動的症状には，不安や否定的な評価を避けるために社会的状況から逃避したり，回避したりすることが含まれる。また，不安を喚起する社会的状況から抜け出せない場合，安全確保行動をとることがある（Piccirillo, Dryman, & Heimberg, 2016）。安全確保行動には，小さな声で話す，アイコンタクトを避ける，マイクを

強く握るなどがある。これらの安全確保行動や回避行動は不安を軽減させるために行われるが、これらの行動を行うことによって逆に不安が増加したり、実際にはどのようなことが起こったりするのかについて、学習する機会を逃すことにつながる。身体的症状には、社会的状況における生理的覚醒（例えば、震え、発汗、動悸など）が含まれる。SAD患者は発汗や震えなどが他者に見られていると考え、そのことを破局的に解釈する傾向がある。

SADは自然に完治することが少なく、治療されないと慢性化しやすい (Ramsawh, Weisberg, Dyck, Stout, & Keller, 2011)。SADは日常的な活動における機能不全や学校の早期退学、職場における生産性の減少など社会生活の障害となり得る (Stein & Kean, 2000; Stein, Roy-Byrne, Craske, Bystritsky, Sullivan, Pyne, Katon, & Sherbourne, 2005)。また、ウェルビーイングや健康に関するQOLの低下の原因にもなり得る (Stein & Kean, 2000; Stein et al., 2005)。つまり、SADは日常生活を実際に障害するだけでなく、心の健康も阻害するのである。

DSM-5において、SADは全般型とパフォーマンス限局型に分類されている。全般型はほとんどの社会的状況において不安を感じるタイプであるのに対して、パフォーマンス限局型は公衆の前でのみ不安を感じるタイプである (APA, 2013)。SAD研究において、社交不安はさらに細分化されている。金井・佐々木・岩永・生和 (2010) は、パフォーマンス場面に対する不安を測定する尺度 (Social Phobia Scale: 以下SPS) と対人交流場面に対する不安を測定する尺度 (Social Interaction Anxiety Scale: 以下SIAS) を用い、SADを上記の全般型とパフォーマンス型に加え、対人交流場面に対する不安が強い対人交流型の3つのサブタイプに分類している。

SAD患者と高社交不安者の間に質的な違いは報告されておらず、SAD患者のほうが社会的状況からの回避や社会的・職業的な機能不全が多く見られる点で異なることが報告されている (Turner, Beidel, & Townsley, 1990)。このことから、SAD患者と一般人口の高社交不安者の間には連

Table 1-1 SADの診断基準（日本精神神経学会，2014）

社交不安症/社交不安障害（社交恐怖）

A. 他者の注視を浴びる可能性のある1つ以上の社交場面に対する，著しい恐怖または不安。例として，社交的なやりとり（例：雑談すること，よく知らない人に会うこと），見られること（例：食べたり飲んだりすること），他者の前でなんらかの動作をすること（例：談話をすること）が含まれる。
注：子どもの場合，その不安は成人との交流だけではなく，仲間たちとの状況でも起きるものでなければならない。
B. その人は，ある振る舞いをするか，または不安症状を見せることが，否定的な評価を受けることになると恐れている（すなわち，恥をかいたり恥ずかしい思いをするだろう，拒絶されたり，他者の迷惑になるだろう）。
C. その社交的状況はほとんど常に恐怖または不安を誘発する。
注：子どもの場合，泣く，かんしゃく，凍りつく，まといつく，縮みあがる，または，社交的状況で話せないという形で，その恐怖または不安が表現されることがある。
D. その社交的状況は回避され，または，強い恐怖または不安を感じながら耐え忍ばれる。
E. その恐怖または不安は，その社交的状況がもたらす現実の危険や，その社会文化的背景に釣り合わない。
F. その恐怖，不安，または回避は持続的であり，典型的には6カ月以上続く。
G. その恐怖，不安，または回避は，臨床的に意味のある苦痛，または社会的，職業的，または他の重要な領域における機能の障害を引き起こしている。
H. その恐怖，不安，または回避は，物質（例：乱用薬物，医薬品）または他の医学的疾患の生理学的作用によるものではない。
I. その恐怖，不安，または回避は，パニック症，醜形恐怖症，自閉スペクトラム症といった他の精神疾患の症状では，うまく説明されない。
J. 他の医学的疾患（例：パーキンソン病，肥満，熱傷や負傷による醜形）が存在している場合，その恐怖，不安，または回避は，明らかに医学的疾患とは無関係または過剰である。

▶該当すれば特定せよ
　パフォーマンス限局型：その恐怖が公衆の面前で話したり動作をしたりすることに限定されている場合

続性があることが指摘されている (Tuner et al., 1990)。そのため，社交不安研究では大学生などの一般人口に対する研究が多く行われている（例えば，笹川・猪口，2012）。

社交不安症の疫学調査

　欧米で行われた9282名を対象にした大規模な疫学調査によると，SADは精神障害の中でも3番目に有病率が高く，生涯有病率は10.7%，12ヵ月有病率は7.4%であることが明らかになっている (Kessler, Petukhova, Sampson, Zaslavsky, & Wittchen, 2012)。また，SADの有病率には性差が報告されている。13歳から17歳までの生涯有病率は女性11.2%・男性6.2%，18歳から64歳までの有病率は女性14.2%・男性11.8%，65歳以上の有病率は女性9.1%・男性は3.6%と，どの世代においても男性の有病率より女性の有病率のほうが高いことが明らかになっている (Kessler et al., 2012)。SADの平均発症年齢は15.1歳であるが，最初に病院を受診する時の平均年齢は27.2歳であることが報告されている (Grant, Hasin, Blanco, Stinson, Chou, Goldstein, Dawson, Smith, Saha, & Huang, 2005)。このことから，多くのSAD患者は10年以上社交不安の問題を耐え忍びながら生活し，早期治療にはつながりにくいと考えられている。

　本邦においてもSADに関する疫学調査が行われている。川上・立森・竹島・石川・菅知 (2016) の20歳以上の成人2450名を対象とした調査によると，日本におけるSADの生涯有病率は1.8%，12ヵ月有病率は1.0%であった。これは，アルコール乱用，大うつ病，限局恐怖症に次いで4番目に高い有病率であった。また，日本におけるSADの性別べつの有病率は女性の生涯有病率は2.1%・男性は1.5%と，欧米における調査同様，女性のほうが有病率の高いことが報告されている。欧米と比較すると日本におけるSADの有病率が低いが，自己式質問紙による社交不安得点に関しては日本のほうが欧米より有意に高いことが示されている

(Schreier, Heinrichs, Alden, Rapee, Hofmann, Chen, Oh, & Bögels, 2010)。SADの有病率や社交不安得点の国による相違は，個人主義／集産主義や社会規範など文化的要因が関与する可能性があると考えられている (Hofmann, Asnaani, & Hinton, 2010)。日本を含むアジア圏の文化においては，内向的で静かな行動様式が重んじられるのに対して，アメリカなど西洋の文化圏においては，外向的で利己的な行動様式が尊重される。つまり，社交不安と関連するような控えめな行動がアジアの行動様式に合っているため，アジア圏では欧米より社交不安得点が高くなるが，社会生活を障害されることが少なくなるため，欧米と比べると有病率が低くなることが示唆されている (Hofmann et al., 2010)。この説を支持する研究として，アジア人よりも欧米人のほうが対人関係や職業における控えめな行動を否定的に捉えるという研究結果がある (Rapee, Kim, Wang, Liu, Hofmann, Chen, … Alden, 2011)。

　SADは他の精神疾患との併発率が高く，過去12ヵ月にSADと診断されたSAD患者の87.8％が何らかの別の精神障害に罹患していることが報告されている (Fehm, Beesdo, Jacobi, & Fiedler, 2007)。SADと診断された患者の56.3％が何らかの気分障害，54.1％が何らかの不安障害に生涯のうちに罹患することが報告されている (Grant et al., 2005)。SADに併存する気分障害は，34.1％が大うつ病，11.5％が気分変調症，15.8％が双極Ⅰ型障害，3.7％が双極Ⅱ型障害である。SADに併存する不安障害は，22.0％がパニック障害，38.1％が限局性恐怖症，23.3％が全般不安症である。また，SADはアルコールおよび薬物の乱用・依存が併発しやすくなり，パーソナリティ障害の罹患を助長することも報告されている (Grant et al., 2005)。

SADの発症に関連する要因

　SADが発症する原因としては，生物学的，発達的および社会的要因があり，それらが複合的に作用することで社会生活に困難が生じるようにな

る。生物学的要因としては，遺伝的影響や脳機能の発達がある。両親が不安症を持っている場合，その子どもが不安症になる確率が高くなることが示されている (Cooper, Fearn, Willetts, Seabrook, & Parkinson, 2006)。また，セロトニントランスポーター「SLC6A4」などの遺伝子が社交不安の発生に関連することが明らかになっている (Forstner, Rambau, Friedrich, Ludwig, Bohmer, Mangold, ...Conrad, 2017)。社交不安に関連する脳部位としては，扁桃体と前頭前皮質がある。扁桃体とは，大脳辺縁系に位置するアーモンド形の脳部位であり，本能的な感情を司る機能を持つ。SAD患者に対して，社会的脅威を感じる刺激に曝し扁桃体の活動について調べた研究において，扁桃体の活動量と社交不安の重症度が関連することが明らかになっている (Phan, Fitzgerald, Nathan, & Tancer, 2006)。扁桃体が本能的な感情を司る脳部位であるのに対し，前頭前皮質は高次の認知機能を司り，感情を制御し，刺激に対する反応を調整する機能を有する (Nelson, Leibenluft, McClure, & Pine, 2005)。つまり，扁桃体が機能することで不安が生じるのに対し，前頭前皮質が脅威や恐怖を喚起する刺激に対する反応を調整する役割を担っている (Casey, Getz, & Galvan, 2009)。青年期において，扁桃体は成熟しているが，前頭前皮質は発達過程にある。そのため，社会的刺激により生じる感情を調整できないことから障害を受けやすくなり (Nelson et al., 2005)，SADが青年期に好発すると考えられる。

　発達的要因としては，アタッチメントと気質がある。先行研究により，アタッチメントスタイルと社交不安の関連が示されており，安全なアタッチメントスタイルが低い社交不安および社会的従順性 (social submissiveness) を予測し，不安定なアタッチメントスタイルが高い社交不安および社会的従順性を予測することが明らかになっている (Irons & Gilbert, 2005)。社交不安に関連する気質としては，行動抑制システム (Behavioral Inhibition System: 以下BIS) がある。BISはSADが発症するリスクを上昇させることが明らかになっており，ある研究では，79名の子どものうち，2歳の時にBIS特性が見られた子どもの61%が13歳

の時に社交不安を感じることが報告されている（Schwartz, Snidman, & Kagan, 1999）。

　社会的要因としては，養育スタイルと周りからの影響などの環境要因がある。両親が過保護であったり，母親が不安を示すような行動をしたりする場合，子どもの不安を助長するなどの影響を及ぼす（Murray, Creswell, & Cooper, 2009; Rosnay, Cooper, Tsigaras, & Murray, 2006）。また，いじめや虐待などの被害経験は社交不安と関連する。子どもの頃にいじめにあったことがある成人は，いじめにあったことがない成人より社交不安が高くなることが報告されている（Blood & Blood, 2016）。虐待に関しては，精神的虐待とネグレクトがSADの発症および社交不安症状の高さに関連することが明らかになっている（Kuo, Goldin, Werner, Heimberg, & Gross, 2011）。

社交不安症の認知行動モデル

■社交不安の維持に関連する要因

　社交不安の維持には様々な要因が関連しており，多くの研究で維持要因と社交不安の関連について検討されてきた（Table 1-2）。外界の刺激に対する認知に関わる要因としては，評価に対する恐れや注意バイアス，解釈バイアスが存在する。また，行動に関わる要因としては，回避行動や安全確保行動が存在する。

認知に関わる要因

■評価に対する恐れ

　評価に対する恐れには，否定的評価に対する恐れ（Fear of Negative Evaluation: 以下FNE）と肯定的評価に対する恐れ（Fear of Positive Evaluation: 以下FPE）が存在する。FNEとは，他者からの否定的評価を恐れ，そのような評価を苦痛に感じるという認知バイアスである（Watson

Table 1-2　社交不安の維持に関連する要因

	■認知に関わる要因
評価に対する恐れ	他者からの評価を恐れ，苦痛に感じる認知
注意バイアス	脅威刺激に注意を向ける認知
解釈バイアス	社会的状況を否定的に捉える認知

	■行動に関わる要因
安全確保行動	社会的状況で不安を軽減するために行う行動

& Friend, 1969)。FPE とは他者からの肯定的評価を恐れ，そのような評価を苦痛に感じるという認知バイアスである (Weeks, Heimberg, & Rodebaugh, 2008)。Psycho-evolutionary model によると，社交不安には社会に適応しようとすることで，グループにおける自身の地位を維持するという機能がある (Gilbert, 2001)。この際，FNE は否定的評価を恐れ，自身の社会的地位を下げないようにする機能がある。一方 FPE は自身の地位が上がらないようにすることで，周りとの対立や衝突を防ぐ機能を有する。つまり，FNE と FPE には，自身の地位を保つことでグループから除外されないようにする機能がある。大学生 1711 名を対象とした研究で，FNE と SIAS の相関係数は .51，FPE と SIAS の相関係数は .48 とどちらの評価に対する恐れも社交不安と中程度の相関があることが確認されている (Weeks et al., 2008)。FNE と FPE に関する研究は臨床群にも行われている。133 名の患者を対象に行った研究では，研究参加者を SAD 群 (n=51) と SAD 以外の疾患を持つ群 (n=82) に分け，比較検討している。その結果，SAD 以外の疾患を持つ患者よりも SAD 患者のほうが高い FNE および FPE を有することが明らかになっている (Fergus, Valentiner, McGrath, Stephenson, Gier, & Jencius, 2009)。

■注意バイアス

　SAD 患者には否定的な社会的刺激に対して注意を向けるという注意バイアスが存在する（例えば Alden & Wallace, 1995)。高社交不安者の注

意バイアスはストループ課題やドットプローブ課題により検討されてきた。ストループ課題では，研究参加者に色がついた語を提示し，言葉の意味は無視して色について答えるように指示する。そして，研究参加者が語の色を答えるまでの時間を計測する。ストループ課題を用いた研究として，SAD患者群20名と健常群20名を比較検討した研究がある (Amir, Freshman, & Foa, 2002)。その結果，SAD患者は健常群と比べ，中性的な語の色について答える時より，社会的な脅威に関する語について答える時のほうが時間を有することが明らかになっている。ドットプローブ課題では，まず脅威的な刺激と非脅威的な刺激が短い時間に同時に提示される。その後，いずれかの刺激が提示されていた位置に記号が提示され，研究参加者はその記号の位置を回答する。ドットプローブ課題を行った大学生を高社交不安群 (n=11) と低社交不安群 (n=16) に分け比較した研究では，高社交不安群は脅威刺激が提示されていた位置にある記号を答えるまでの時間が，非脅威刺激の位置にある記号を答えるまでの時間より短くなることが報告されている (Mogg & Bradley, 2002)。いずれの研究においても高社交不安者が否定的な社会的刺激に注意を向けることが示唆されており，注意バイアスが存在することが示されている。

■解釈バイアス

高社交不安者は，解釈バイアスを有するため，曖昧な社会的出来事を脅威だと解釈し，対人関係において否定的な経験をすることが多くなる (Kuckertz & Amir, 2014)。解釈バイアスの検討には，曖昧な社会的状況を提示するシナリオやビデオを用いた研究がある (Amir, Beard, & Bower, 2005; Stopa & Clark, 2000)。ビデオを用いた研究では，大学生40名をFNE得点で高社交不安群と低社交不安群に分けた上で，解釈バイアスについて検討している (Amir et al., 2005)。この研究では，役者が研究参加者についてポジティブ，ネガティブまたは曖昧なコメントをするビデオを見る。研究参加者にはそのビデオを見てどう感じたかの感情価を評価してもらう。研究の結果，高社交不安者は社交不安が低い研究参加者

と比較して，曖昧な社会的状況を否定的に評価することが報告されている。以上から，高社交不安者は曖昧な社会的出来事を脅威だと解釈する解釈バイアスを有していることが示されている。

行動に関わる要因
■安全確保行動

　安全確保行動とは，当事者が最悪の事態だと考える状況を阻止または回避するために行われる行動である（Salkovskis, 1991）。SAD によく見られる安全確保行動としては，小さい声で話す，目線を合わせないようにする，汗が目立ちにくい服を着るなどが挙げられる。安全確保行動には上記のような行動的な方略の他に，話すことを頭の中で何度もリハーサルするといった認知的な方略も含まれる（Helbig-Lang & Petermann, 2010）。先行研究により，安全確保行動の有無は不安場面に暴露する際の不安の減少度合いに影響することが報告されている（Wells, Clark, Salkovskis, Ludgate, Hackmann, & Gelder, 1995）。この研究では，SAD 患者8名に対して安全確保行動をしないよう教示する場合と安全確保行動については何も教示しない場合に分け，不安場面への暴露を行った後，それぞれの教示を入れ替え再度暴露を行った。その結果，安全確保行動をしないよう教示を受けた場合のほうが，不安の減少および恐れている結果に関する信念が減少したことが報告されている。後の研究でも同様の結果が得られており（例えば, Schmidt, Buckner, Pusser, Woolaway-Bickel, Preston, & Norr, 2012），安全確保行動は社交不安の維持に関与することが示されている。

社交不安症の認知行動モデル

　社交不安が維持・増悪されるメカニズムに関する代表的な心理学モデルとして，認知モデル（Clark & Wells, 1995）と認知行動モデル（Rapee &

Heimberg, 1997; Heimberg, Brozovich, & Rapee, 2014) があり，これらのモデルは研究および臨床場面において活用されてきた。

■認知モデル（Clark & Wells, 1995）

　Clark & Wells（1995）の認知モデルでは，否定的想定が社会的状況に対する不安を喚起し，SADに特徴的な行動的症状，認知的症状および身体的症状を維持することを示している。社会的状況に直面した際，高社交不安者は「私は実力不足だ」や「失敗するに違いない」といった否定的な想定を持っているため，社会的状況に対する不安が喚起される。このことから，社交不安の行動的症状や認知的症状，身体的症状が引き起こされる。また，高社交不安者は過去の出来事や自身の社交不安症状に基づいて否定的な自己イメージを構成する。この自己イメージが他者から見られている自分を反映していると考え自己注目するため，不安の増加や自分自身に対する否定的評価が引き起こされる。さらに，社会的状況後に，経験した社会的状況について反すうを行うことで，その状況をより否定的に考えるため，次に異なる社会的状況に直面した際にも否定的想定が活性化され，一連のプロセスが再度引き起こされる。

　高社交不安者に起こるプロセスについて，認知モデルを用い考えてみる。例えば，社交不安が強く，特に授業で発表する場面に対して恐怖を感じるAさんがいたとする。Aさんが授業で発表する際，「発表は失敗するに違いない」という想定があるため，その状況は危険だと考え不安が増加する。そうすると，授業を休んだり（行動的症状），馬鹿にされるのではと考えたり（認知的症状），震えが止まらなくなったりする（身体的症状）。また，発表の時自分がどう見られているかに注目し，発表が下手だと見られているだろうという自己イメージを作る（自己イメージ）。この自己イメージがさらに不安を喚起し，さらに震えたり，馬鹿にされたりしていると考えることで，社交不安が増加する。発表が終わった後も，自分がダメだったところなどを繰り返し考えるため，次回の発表の際も同じプロセスが繰り返される。

■**認知行動モデル（Rapee & Heimberg, 1997）**

　Rapee & Heimberg (1997) の認知行動モデルでは，他者がいる状況において，自己像と他者からの期待を比較し，否定的評価を予測するため，行動的症状，認知的症状および身体的症状が維持されることを示している。高社交不安者が周りに他者がいることを知覚した際，他者から見られている自己像を形成する。この自己像は否定的評価に関する外的手がかりや自身の内部感覚などの内的手がかりから構成される。その際，注意は否定的評価につながるような周りの行動や内部感覚に向いているため，自己像は客観的ではなく主観的で否定的なものになりやすい。高社交不安者は他者から期待されていると予測し，その期待と自己像を比較する。その際自己像が他者の期待水準に達していないと考え，否定的評価を受けると考える。その結果，社交不安の行動的症状，認知的症状および身体的症状が発現する。

　先ほどのAさんを例に挙げ，発表場面について今回は認知行動モデルを当てはめ考えてみる。発表場面を不安に感じるAさんは，他の生徒や先生（観衆）がいることを認識すると，あくびしている人（外的手がかり）や手の震え（内的手がかり）から，発表が下手な自分をイメージする（自己像）。発表を聴いている人たちは分かりやすい発表を期待しているとAさんは考え，発表が下手な自分は周りの期待に応えられないと思い（自己像と期待の比較），何もできない人だという評価を受けると考える（結果の判断）。その結果，授業を休んだり，馬鹿にされるのではと考えたり，震えが止まらなくなったりする（社交不安症状）。

■**改訂版認知行動モデル（Heimberg et al., 2014）**

　Rapee & Heimberg (1997) の認知行動モデルは，社交不安研究が進んだことで2010年に改訂されている（Heimberg, Brozovich, & Rapee, 2010）。また，その4年後の2014年にもう一度モデルが改訂され，内容が追記されている（Heimberg et al., 2014）。改訂版認知行動モデルでは，

原版モデルが作成された 1997 年以降に明らかになった社交不安に関する研究結果に基づき，主に 4 つの点が追記/変更されている。第一に，改訂版モデルでは「予想される他者」が追記されている。高社交不安者は，社会的状況に直面する前にその状況について考え，どのような結果になるのかを予測する。このような社会的状況に直面する前のプロセスは不安を引き起こす原因となるため，「予想される他者」が改訂版モデルに追記された。

　第二に，「否定的評価の外的手がかり」と「他者からの否定的評価の可能性とその結果の判断」が「評価の外的手がかり」と「他者からの評価の可能性とその結果の判断」となり，否定的評価となっていた部分が評価に変更されている点である。従来，否定的評価に対する恐れである FNE が SAD の中核的要因だとされてきたが，後の研究で肯定的評価に対する恐れである FPE も社交不安に影響することが明らかになった (Rapee & Heimberg, 1997; Weeks et al., 2008)。Gilbert (2001) は，社交不安は自身の地位を保ち，他者との相互関係を維持するための進化メカニズムであると主張している。このことから，FNE は他者から必要ないと思われていないかという懸念であり，FPE は地位が上がることで他者から脅威だと思われていないかという懸念であることが示唆されている (Heimberg et al., 2014)。FPE は社交不安との関連が示されており，SAD 患者のほうがその他の疾患を持つ患者よりも高い FPE を有することが報告されている (Fergus et al., 2009 ;Weeks et al., 2008)。また，FNE と FPE は関連するが異なる概念であり，FPE のみが肯定的なフィードバックに対する不快感と関連することが示されている (Rodebaugh, Weeks, Gordon, Langer, & Heimberg, 2012; Weeks, Heimberg, Rodebaugh, & Norton, 2008)。このことから，改訂版モデルには肯定的評価に対する恐れも加えられ，「否定的評価」となっていた部分が「評価」に変更された。

　第三に，改訂版モデルでは，「観察/想像される自身，他者の行動」が追加されている。高社交不安者は社会的状況における自身について想像することで，「他者から見た自己像」と社会的状況の結果の予測に否定的な

影響を与える。また，否定的に自身を想像することで，不安や身体反応が増加し，行動の評価を否定的に見積もる (Hirsch, Clark, Mathews, & Williams, 2003)。以上のように，自身の行動について想像することで，行動に対する評価を否定的に見積もり，否定的な結果を予測するなど，社交不安の増加に関与することが明らかになった。このことから，自己像と他者からの期待の比較以外にも社交不安に関与する要因として，「観察/想像される自身，他者の行動」が追加された。

第四に，Post-Event Processing（以下 PEP）が追加された。PEP とは，社会的状況における不安感情や否定的な事象に焦点を当て，その状況について回顧する認知過程である (Gavric, Moscovitch, Rowa, & McCabe, 2017)。高社交不安者は社会的状況の後や似たような社会的状況が予測される際に PEP を行う (Rachman, Grüter-Andrew, & Shafran, 2000)。PEP を行うことで，社会的出来事を実際よりも否定的に解釈するため，社交不安の増加や社会的場面の回避につながる (Gavric et al., 2017; Rachman et al., 2000)。以上から，PEP は社交不安の維持要因であることが示され，改訂版モデルに加えられた。

改訂版に加えられた変更を踏まえ，再度 A さんの例について考える。発表場面を不安に感じる A さんは，観衆がいることを認識すると，あくびしている人（外的手がかり）や手の震え（内的手がかり）から，発表が下手な自分というイメージを考える（自己像）。また，他者がいることを予測すると過去の経験などを踏まえて，発表が下手な自分という自己像を形成する。発表が下手な自分は発表で噛んでしまうとか周りの人たちに笑われてしまうと考え（想像される自他の行動），何もできない人だという評価を受けると考える（結果の判断）。また，観衆は分かりやすい発表を期待していると A さんは考え，自分は周りの期待に応えられないと思い（自己像と期待の比較），何もできない人だという評価を受けると考える（結果の判断）。その結果，授業を休んだり，馬鹿にされるのではと考えたり，震えが止まらなくなったりする（社交不安症状）。反対に，発表が下手な自分というイメージを持っているにかかわらず，周りから褒められるなど

肯定的評価を受けた場合，他の人から妬まれてしまうのではないかや，今回たまたま良かっただけで次回は失敗して否定的評価を受けるだろうと考え，否定的評価が予測される場合と同様に授業を休んだり，馬鹿にされると考えたり，震えが止まらなくなったりする。発表が終わった後も噛んでしまったことや震えていたことを中心にその状況を何回も思い返すため(PEP)，実際よりも失敗したと考え，発表場面に対する恐怖感が増し，発表当日に学校を休むことが増えていく。

　以上の通り，SADにおいてはいくつかの認知行動モデルをもとに，認知的な特徴や行動面の特徴が示され，症状の維持増悪が指摘されている。従来の心理学的介入においては，これらのモデルの理解をもとに認知行動療法によるアプローチがなされてきた。第2章においては，心理療法の中でも認知行動療法を取り上げながら，近年広がりを見せているマインドフルネス心理療法について概説を行う。

第2章
社交不安症とその治療

Treatment of
Social Anxiety Disorder

薬物療法

　SAD に対する介入として，薬物療法と心理療法がある。Blanco et al.（2004）は，SAD で使用される薬物として，モノアミン酸化酵素阻害薬（Monoamine oxidase inhibitors: MAOIs），可逆的モノアミン酸化酵素阻害薬（Reversible inhibitors of monoamine oxidase A: RIMAs），選択的セロトニン再取り組み阻害薬（Selective serotonin reuptake inhibitors: SSRIs）を挙げている。下記に，SAD における主要な薬物療法を概略する。

　MAOIs のフェネルジン（phenelzine）を使用した薬物療法は，SAD の治療法としてその有効性が明らかにされてきた。Heimberg et al.（1998）で，フェネルジン療法が，対照群よりも社交不安症状の改善に対して効果的であることが示唆された。Blanco et al.（2010）の研究では，フェネルジン療法がプラセボ群よりも社交不安症状が有意に減少したこと，そして，フェネルジン療法と認知行動療法（Cognitive behavioral therapy）の併用が，単独の治療法よりも優れていることが報告されている。なお，本邦では，MAOIs は SAD の適応に関する承認が得られていない。

　RIMAs は，モノアミンを代謝・分解する主な酵素であるモノアミン酸化酵素，特にモノアミン酸化酵素-A 型を可逆的に阻害することで，細胞内のモノアミンの濃度を上昇させるという機序がある（塩入，2015）。SAD の介入研究として，RIMAs のモクロベミド（Moclobemide）が良く使用されている。Katschnig et al.（1997）の研究で，モクロベミド 600mg は，プラセボ群よりも有意に社交不安症状が低減することが明らかにされた。また，Warwick et al.（2006）の研究においても，モクロ

ベミドが社交不安症状の改善に有効的であることが示されている。しかしながら，本邦では，RIMAsを使用することはできない（塩入，2015）。

　SSRIsは，主作用として選択的にセロトニンという神経伝達物質の前シナプスへの再取り込みを阻害することでシナプス間隙のセロトニン濃度を上昇させ，セロトニン神経系の神経伝達物質を活発にする働きがある（塩入，2015）。本章では，SSRIsのフルオキセチン（Fluoxetine）が社交不安症状に及ぼす影響について述べる。da Costa et al. (2013)では，SADなどを含む不安症に罹患した子どもおよび青年期の者に対して，フルオキセチンの有効性を検討した。その結果では，プラセボ群よりも有意に社交不安症状が低減したことを明らかにした。さらに，Koponen et al. (1998)のパイロットスタディの結果，フルオキセチンは，SADの治療として効果的であることが示唆されている。

　上記より，SADの介入としてフェネルジン療法，モクロベミド療法，フルオキセチン療法が有用であるといえる。SADの治療効果に関するメタ分析では，フェネルジン療法の効果量は，-1.28 (-1.57 ～ -0.98)，モクロベミド療法の効果量は，-0.74 (-1.03 ～ -0.44)，フルオキセチン療法の効果量は，-0.87 (-1.16 ～ -0.57) であった (Mayo-Wilson et al., 2014)。また，集団認知行動療法 (Group Cognitive Behavioral Therapy: Group CBT) とフェネルジン療法の併用の効果量は，-1.69 (-2.10 ～ -1.27)，Group CBTとモクロベミド療法の併用の効果量は，-1.23 (-1.72 ～ -0.74)，Group CBTとフルオキセチン療法の効果量は，-0.95 (-1.34 ～ -0.58) であり，集団で行う認知行動療法と薬物療法の併用がより効果的であることが示されている (Mayo-Wilson et al., 2014)。

認知行動療法

　SADに対する心理療法は，多くの研究者によって開発され，その治療効果も明らかにされてきた。その中で，認知行動療法（Cognitive Behavioral Therapy: CBT）がSADの治療として有用である。社交不安

におけるCBTの技法として，Taylor（1996）の研究では，①エクスポージャー療法，②認知的再構成，③ソーシャルスキルトレーニングを挙げており，メタ分析の結果から，これらのCBT技法は，社交不安症状の低減に大きく寄与することが明らかにされている。

■①エクスポージャー療法

　エクスポージャー療法は，不安症の治療でよく使用される学習理論に基づく行動療法的アプローチの1つである。このアプローチでは，セラピストと患者で，不安階層表（不安が喚起される状況を段階的にまとめた表）を作成し，不安が低い，または中程度の社会的状況から，不安の程度が下がるまで，直面し続ける。不安に慣れたら，次の不安場面へと系統的に暴露を行っていく方法である。

　エクスポージャー療法が社交不安の治療に有効である理論的背景として，不安の維持メカニズムから説明できる。SADの維持要因の1つに回避行動がある。Hofmann & Otto（2008）は，社交不安の維持における回避行動の役割をモデル化している。このモデルによれば，恐怖を抱く社会的状況に直面した際に，不安感情を避けるために回避という行動をとってしまう。回避行動により，不安感情は一時的には解消されるが，回避してしまったことに対して"反すう（繰り返し否定的に考えること）"が増大し，結果的に社交不安が高くなる。また，回避行動を学習してしまうため，再び社会的状況に直面した際には，対処法として回避行動を行いやすくなる。このような循環により，不安は維持され，体験できる社会的状況の範囲が狭まり，日常生活に支障をきたしてしまう。

　エクスポージャー療法では，回避行動を防ぎ，意図的に不安状況に直面化させる。実際には脅威や害のない嫌悪刺激を繰り返し体験することによって，強い不安や恐怖反応は低減する（Rosqvist, 2005）。セラピストは，成功体験となるような安心・安全な環境の中で，恐怖を抱く社会的状況を嫌悪刺激として提示し，患者が回避せず不安と向き合い，慣れていくように促す。また，不安階層表の比較的不安の低い場面から段階的に暴露し

ていき，段階的に不安に慣れていく。エクスポージャー療法が社交不安と回避行動の低減に効果的であることが明らかにされている（Mattick & Peters, 1988 ; Hofmann, 2004）。SADとパーソナリティ障害を併存している患者にもエクスポージャー療法が有効であることが示されている（Van velzen et al., 1997）。

■②認知的再構成法

　不安の維持・増悪させる要因は否定的な思考である。認知的再構成法は，その否定的な思考パターンに気づき，現実的な，建設的な思考のパターンに再構成することを目的とした認知療法的アプローチの1つである。また，認知的再構成法は，情報処理理論に基づくアプローチである。認知的再構成法で重要なことは，否定的な思考をポジティブな思考へと修正させることではなく，固執しているネガティブな考えにとらわれずに，さまざまな視点から物事を捉えるスキルを身につけていく。思考の柔軟性を高めていくことが重要な点である。

　Heimberg（2002）は，認知的再構成法において3つの段階を述べている。1つ目は，不安が喚起される状況においての思考に気づくことである。2つ目は，ソクラテス式問答法から得られた情報や行動実験の結果から得られた情報などを照らし合わせて思考の正確さを評価することである。そして，3つ目は，獲得した情報を基に建設的な代替思考を導き出すことである。

　認知的再構成法の中でも，思考記録表（コラム法）が用いられることが多い。思考記録表では，まず不安を感じた出来事，その時の不安や思考を明確にする。そして，その思考に対する根拠と反証（客観的な視点）を検討し，適応的な思考の発見に導いていく。

■③ソーシャルスキルトレーニング（Social Skill Training: SST）

　坂野（2011）は，SAD患者の一部には，社会的な場面を回避するあまり，適切な社会的スキルの獲得が阻害されてきた者がいると指摘している。

SSTは，SAD患者が人と関わる社会で必要なスキルが不足している，または不安のためにこれらのスキルをうまく使いこなせていないという仮説に基づいて構築された行動療法的アプローチの1つである。このような傾向を持つ患者に対して，適切なソーシャルスキルの学習を促すことにより，社交不安を低減させることを目的とする。この介入法では，モデリング，ロールプレイ，フィードバックなどの行動療法的アプローチを使用して，その患者の社会的なパフォーマンスを向上させ，社交不安を低減させる（Wells & McMillan, 2004）。

CBT技法の併用

　これまでの臨床活動や研究で，2つ以上のCBT技法を併用した介入プログラムも開発されている。2つ以上のCBT技法を併用することでより高い治療の効果が示されている研究も多く見られている。例えば，Mattick & Peters（1988）の研究では，単独のエクスポージャーよりも，認知的再構成法を併用したほうが，より社交不安症状が低減することが示されている。また，Mattick et al.（1989）は，SADに対するエクスポージャー療法，認知的再構成法，そしてそれらを併用したプログラムの治療効果を比較している。エクスポージャー療法群，認知的再構成法群，それらの併用群のすべては，統制群よりも有意に社交不安症状が低減された。エクスポージャー療法よりも併用群のほうが，2つの社会恐怖症状指標でより高い有効性が示され，エクスポージャー療法群と併用群は，認知的再構成群よりも介入後に行動的指標が有意に高かった。Hofmann（2004）の研究では，社交不安における単独のエクスポージャーと，認知的アプローチとエクスポージャー療法の併用の治療効果を比較検討している。検討の結果，両方の介入群ともに統制群よりも有意に社交不安症状が低減したことが示された。介入群間では治療効果の差が見られなかったが，介入群前後の治療効果量では，併用群のほうが効果量の高い数値が算出された。さらに，併用群は治療終了後も継続的な改善を示し，フォローアップ時においてエクス

ポージャー療法群よりも社交不安症状の有意な減少が確認された。

　SSTとエクスポージャー療法との併用した介入プログラムも開発され，その効果について検討がされている。Turner et al. (1994) は，SSTとエクスポージャー療法，心理教育を併用した社会的有効性訓練（Social Effectiveness Training: SET）を開発した。SETの介入後に社交不安症状と他者からの否定的な評価に対する恐れが改善されたことが示されている（Turner et al., 1994）。このSETは，2年後のフォローアップ時まで治療の効果が維持されていることも報告されている（Turner et al., 1995）。

Clark&Wells(1995)の認知モデルに基づいた個人認知行動療法

　Mayo-Wilson et al. (2014) のSADの治療効果に関するメタ分析の結果では，CBTの中でも，Clark & Wells (1995) の認知モデルに基づいた個人認知行動療法（Individual Cognitive Behavior Therapy：以下ICBT）が最も効果量が高いことが示されている。The National Institute for Health and Care Excellence（NICE；2013）の治療ガイドラインにおいても，SADの治療にClark & Wells (1995) の認知モデルに基づいたICBTが推奨されている。

　Clark & Wells (1995) の認知モデルに基づいたプログラムはSADに対して高い治療効果を有することが報告されている（Mayo-Wilson et al., 2014）。例えば，Mörtberg et al. (2007) は，Clark & Wells (1995) のモデルに基づくICBTのプログラムをSAD患者に実施した。その結果，治療開始から4ヵ月後（治療後）で高い効果量（ES = [Pre-treatment scores minus mean scores at 4 month]÷pre-treatment standard deviation = 1.81）が算出され，高い治療効果のあることが明らかにされている。また，Clark et al. (2003) の臨床研究においても，同様にClark & Wells (1995) のモデルに基づいたICBTのプログラムをSAD患者に実施している。治療後（4ヶ月後）に，高い効果量（ES = [mean composite at pre-treatment minus mean composite at post-treatment] ÷pooled standard deviation = 2.14) が算出され，高い治療効果のあることが明らかにされた。加えて，Clark & Wells (1995) のモデルに基づく ICBT のプログラムはエクスポージャー療法とリラクゼーション法を併用した介入プログラムよりも社交不安症状の改善に有効であることが報告されている (Clark et al., 2006)。Clark & Wells (1995) のモデルに基づく ICBT プログラムの例として，Mörtberg et al. (2007) を挙げる。Mörtberg et al. (2007) の ICBT プログラムは，7つの治療ステップに分かれている。以下に7つのステップを述べる。

1つ目は，セルフモニタリングである。Clark & Wells (1995) のモデルを基に，SAD 患者自身の思考，不安症状，回避行動，注意を用いながら患者自身の個別認知モデルの作成である。患者自身の認知モデルの作成を通して，自身の社交不安症状およびその維持メカニズムの理解を深めていく。

2つ目は，安全確保行動実験である。患者自身の安全確保行動の明確化とその行動が社交不安に及ぼす影響の検証である。すなわち，患者自身が行っている安全確保行動を明確にし，その回避行動が社交不安へどのように影響を及ぼしているのかを実験的に検証することである。

3つ目は，歪んだ自己イメージを修正するためのビデオフィードバックである。歪んだ自己イメージの修正を目的として自分のパフォーマンスをビデオで撮り，そしてそのフィードバックを行っていく。患者は，安全確保行動実験でのパフォーマンスを，ビデオを通して振り返る。そして，自己イメージと客観的な患者自身のパフォーマンスの歪みを，ビデオフィードバックを通して明確にする。

4つ目は，注意トレーニングである。ロールプレイを通して，自己注目を減らし，外的手がかりに注目することを試みる。例えば，会話の場面で，自己のパフォーマンスに注意を向けるのではなく，会話の話題（外的な手がかり）に注目し，話している内容に没頭することを試みる。

5つ目は，行動実験である。患者が恐怖を抱く社会的状況に直面した時

に予測されること（人に見つめられる，おかしな人と思われる，赤面しているのがばれるなど）が，実際に考え通りの結果になるかどうかを実験的に検証する。

　行動実験は，エクスポージャー療法と似ているが，異なる技法である。エクスポージャー療法は，社会的状況に繰り返し暴露し，不安を馴化させていく。一方，行動実験は，認知の修正を目的とする。丹野（2008）によれば，行動実験の狙いは，自分がありのままでいても，他者に受け入れられることに気づくことである。すなわち，患者が恐怖を抱く社会的状況で，否定的な結果になると予測されることを行ったとしても，自身が予測していたことよりも破局的な結果にならず他者に受け入れられる感覚を感じることである。

　6つ目は，歪んだ否定的評価の予測とPost-event processing（社会的場面の経験後，繰り返しその出来事について思い浮かべること）の修正である。そして最後の7つ目は，行動実験と認知的再構成法による不合理な信念の修正である。第1セッションと第2セッションはおよそ90分間であり，後のセッションは60分間で行っていく。セッション数は，最大16回である。

おわりに

　SADに対する介入として，薬物療法と認知行動療法を挙げ，それらの概要および治療効果について概説した。上記で述べた通り，CBTはSADに有効であるエビデンスが示されている。しかし，CBTでは，治療効果を示さない患者もいることが指摘されている（Rodebaugh et al., 2004）。そのため，治療効果を妨害する要因や治療効果を予測する要因の明確化，およびそれらの要因への介入法の開発が課題であった。上記の課題を踏まえ，従来のCBTでは，功を奏しない患者に対する新しい治療法として，Mindfulness and Cognitive Behavioral therapy for social anxietyが開発された（野田ら，2018）。その概要と展望を以下に述べる。

Mindfulness and Cognitive Behavioral therapy for social anxietyの展望

マインドフルネスとは

　近年，SADに対する介入として，マインドフルネスが用いられている。マインドフルネスとは，「今ここでの経験に，評価や判断を加えることなく能動的な注意を向けること」と定義される（Kabat-Zinn., 1994）。日常生活において体験されるマインドフルネスの程度は，マインドフルネス特性とされている。Kabat-Zinnが定義している通り，マインドフルネスは「今のこの瞬間に注目すること」と，「判断を加えないこと」の2つの要素を含んだ概念である。

　「今のこの瞬間に注目すること」とは，過去や未来ではなく，今この瞬間に注意を向けている状態のことを指す。過去の出来事を繰り返し考えたり，これから来る未来を案じたりすることではなく，今この瞬間にこころをとどめていく状態である。今のこの瞬間に注目を向けている状態は，今ここで立ち現れてくる自身の思考や感情，身体感覚に気づくことにつながる。

　過去や未来の出来事を繰り返し考えることを反すうという。Trapnell & Campbell（1999）によれば，反すうは，「過去と未来について繰り返し否定的，そして自己注目した思考」と定義される。反すうは，社交不安および抑うつを高める増悪要因であることが指摘されている（城月ら，2007）。Iqbal & Dar（2015）は，反すうを媒介してネガティブな感情は，抑うつと不安に影響を及ぼすことを明らかにしている。「今のこの瞬間に注目すること」は，過去や未来志向ではなく，現在志向となる。そのため，反すうが低減し，精神的健康度が回復することが考えられる。野田ら（2018）の研究によれば，「今のこの瞬間に注目すること」が，反すうの低減に寄与し，結果的に，社交不安や抑うつ症状が低減するプロセスを検

証している。

　一方，「判断を加えないこと」とは，物事に対して評価をしない態度である。すなわち，あることに対して"好きか嫌いか"または"良いか悪いか"と決めず，ありのまま受け取るこころの状態である。この判断を加えない態度が，精神的健康に良い影響を及ぼす理論的な背景は，心理学的ストレスモデルから説明することができる。心理学的ストレスモデルによれば，抑うつや不安などのネガティブな心理的ストレス反応は，心理的ストレッサーを脅威または害であると認知的な評価をすることにより生じるとされている（Lazarus & Folkman, 1984）。一方，ストレッサーに対して脅威または害であると評価せずに，肯定的にまたは，無害であると評価することにより，心理的ストレス反応は生じないとされている（Lazarus & Folkman, 1984）。マインドフルネスの「判断を加えない態度」は，物事を評価しないこころの状態である。それゆえ，心理的ストレッサーを脅威または害であると認知的な評価をせず，無関係・無害への評価へと移行するため，ストレス反応が低減することが考えられる。Coffey et al. (2010) によれば，「判断を加えないこと」が，ネガティブな感情制御と反すう，Clarity（自身の体験を明確に気づくこと）を介して，不安と抑うつを含むネガティブな心理的ストレス反応の低減と Flouring（自身や他の人，社会との関わりが豊かになること）の向上に寄与することを示している。

　上記で述べたように，「今のこの瞬間に注目すること」と，「判断を加えないこと」の2つの要素が，精神的健康にポジティブな影響を及ぼすことが考えられる。そして，この2つの要素を含んだ概念を，Kabat-Zinn (1994) によれば，"マインドフルネス"と定義される。Bowlin & Bear (2012) によれば，マインドフルネス特性と心理学的 Well-being, 自己受容との間に正の相関があり，不安，抑うつとの間には負の相関関係にあることが示されている。さらに，マインドフルネス特性の向上が自尊感情の増大や不安と抑うつの低減につながることが示唆されている（Bajaj et al., 2016）。

　このようにマインドフルネス特性と精神的健康との間に関連性が示され

ており，マインドフルネス特性を向上させることにより，精神的健康度が高められる可能性がある。マインドフルネス特性の向上を目的とした介入技法は，マインドフルネス・トレーニング（Mindfulness Training；以下MT）と呼ばれている。MTの技法には，静座瞑想法，ボディスキャン，歩く瞑想，ヨーガ瞑想，食べる瞑想が含まれている。MT技法の特徴をTable 2-1に示す。

　Creswell et al.（2014）によれば，25分間の静座瞑想法を3日間行うことで，ストレス反応が低減することが示されている。また，ヨーガ瞑想の実践が，マインドフルネス特性の向上，回避傾向の改善を介して，不安に影響を及ぼすことが報告されている（Boni et al., 2018）。Reavley & Pallant（2009）の研究で，毎日の生活におけるMTの効果を得ている者は，Well-being，活気の程度が高く，抑うつ感，怒り，混乱，疲労の程度が低い傾向にあることが明らかにされた。上記より，MTの実践により，精神的健康度が向上するといえる。

　MTを主な介入技法として構築された介入プログラムをMindfulness-based Interventions（以下MBIs）と呼ばれている。MBIsの中で，特に研究が多く行われているものとして，マインドフルネス・ストレス低減法（Mindfulness-based stress reduction，以下MBSR：Kabat-Zinn., 1990），マインドフルネス認知療法（Mindfulness-based cognitive therapy，以下MBCT：Segal et al., 2002），アクセプタンス＆コミットメントセラピー（Acceptance and commitment therapy，以下ACT：Hayes et al., 2005）が挙げられる。次頁にその介入プログラムの概要を述べる。

マインドフルネスを用いた介入プログラム

■MBSR（Mindfulness-based stress reduction）

　MBSRは，MTを用いて心身の障害やストレスに対する介入法として開

Table2-1 マインドフルネス・トレーニングの技法とその特徴

■技法	■特徴
ボディスキャン	仰向けの姿勢になり，身体の感覚や呼吸の感覚を感じていく。系統的に，体の部位に注意を向けていき，注意を向けた体の部位の状態を把握するとともに，その場所に，あるいはその中に自分の意識をとどめようとしていく。今ここでの身体感覚に注意を向けることができ，体の感受性が高まる。
ヨーガ瞑想法	ポーズ（姿勢）をとっている時，とった後に生じてくる体の感覚，こころの反応に注意を向けて感じていく。今ここでの体験に注意を向けることができ，「全体としての自分」を経験することができる。ただ体を伸ばす，体を柔らかくすることが目的ではなく，様々な身体反応やこころの反応を感じるために体を動かしたり，伸ばしたりする。
静座瞑想法	胡坐（あぐら），結跏趺坐（けっかふざ），半跏趺坐（はんかふざ），正座の姿勢で座り，自然な呼吸にただ注意を向け続ける。呼吸はコントロールせず，自然な呼吸で，ただ今したい呼吸に意識を向け，今この瞬間にとどまっていく。呼吸に注意を向けている際に，他のことを考えてしまったり，イメージしてしまったら，また，呼吸に注意を向け，今この瞬間に戻っていく。様々な思考が浮かび上がっても，それにとらわれず，呼吸に意識を向け続ける。
歩く瞑想	ただ歩くのではなく，意識的に歩き，その感覚を味わっていく。歩く速さは，できるだけゆっくりのほうが良い。足の裏の感覚，地面の感覚，歩くことに伴う身体の感覚に注意を向け，その感覚を味わっていく。そして，呼吸にも注意を向け，呼吸と歩く行為を感じ続ける。「その場にいる自分の存在」を意識することができる。
食べる瞑想	レーズンを使って実践される場合が多いが，おにぎりやパンなどの他の食べ物を使ってもよい。ただ食べるのではなく，五感を通して食べていく。見た目（視覚），触り心地・食感（感触），匂い（嗅覚），味（味覚），音（聴覚）を通して意識的に食べていく。食べた後の体の反応とこころの反応にも気づいていく。

発された。MBSRは，Kabat-Zinnによって開発され，マサチューセッツ大学医学部の中のThe Stress Reduction ClinicにおいてCenter for Mindfulness Programを開設し，はじめはさまざまな医学的疾患を持った患者で，医学的治療ではうまくいかない，または満足できない患者に対する相補療法として活用され，特に慢性の痛みの患者を対象に実施されてきた（春木ら，2008）。MBSRは，より健康で，適応的な人生を送るための

方法である (Kabat-Zinn., 1990)。静座瞑想法，ボディスキャン，歩く瞑想，ヨーガ瞑想などの MT で構成されている (Table 2-1)。MT を通して，「今のこの瞬間に注目すること」と，「判断を加えないこと」のこころの態度をつくり，自身の思考や感情，身体の感覚などのこころの反応に気づいていき，それを受け入れていく。そして，ストレスへの適切な対処法，自分をコントロールする能力を身につけていく。MBSR は 8 週間，週に 1 回のセッションと 1 日の集中的な MT プログラム (one day retreat) で構成されている。1 回のセッションの時間は，2 時間～3 時間である。

Kabat-Zinn et al. (1992) は，パニック症 14 名と全般性不安症 8 名を合わせた 22 名の患者に対して，MBSR を実施した。治療後，不安および抑うつが低減し，3 ヵ月後も効果が持続したことが報告されている。Carmody et al. (2009) の研究では，MBSR を行った結果，マインドフルネス特性が向上し，主観的ストレス反応や不安，抑うつ症状が低減し，心理的 Well-being が増大したことを示している。また，Biegel et al. (2009) は，精神的外来患者を対象に MBSR を行った。14 歳から 18 歳までの青年期の患者に対して MBSR を行ったところ，不安，抑うつ，身体的な苦痛が低減し，自尊感情，睡眠の質が向上したことが明らかにされた。他に，MBSR は SAD にも有効であることが報告されている (Goldin & Gross, 2010 ; Koszycki et al., 2007)。

■MBCT（Mindfulness-based cognitive therapy）

MBCT は，うつの再発予防に対する介入法として開発された (Segal et al., 2002)。MBCT は MBSR を基に開発されたため，プログラムの内容において重複するものが多い。主な目的として，うつの再発予防，今ここでの瞬間の身体感覚，感情，思考への気づき，不快な思考，感情，状況に対する関わり方の改善である。MBCT でのマインドフルネスの原理は，気分の変化に対してすぐに評価したり，反応したりすることなく，その人が気分の悪化をただ見つめることを促すために使われる (Hofmann & Gómez, 2017)。日常生活に見られるネガティブな感情や思考，行動に自

身が支配され，駆り立てられていることに気づくことや，どのように駆り立てられる状態から離れて，その状況を変えることなしに，あるがままを「受容」し，そのままにさせていくのか，どのように不快な感情とただともにいるのかについて体験を通して学んでいく（Segal et al., 2002）。すなわち，今ここでの体験（思考や感情，身体感覚などを含む）がネガティブなものであっても，それをありのままに気づき，その体験がどんなものであってもそれと向き合っていき，そしてその体験にとらわれないように手放すこと（距離をおくこと）である。MBCTは，食べる瞑想，ボディスキャン，静座瞑想などのMTに認知療法的アプローチを加えて構成されている。

Teasdale et al.（2000）は，MBCTがうつ病の再発および再燃の予防に効果的であることを明らかにした。3回またはそれ以上に大うつエピソードを経験している患者（ベースラインのアセスメント時には，大うつエピソードから寛解している）に対してMBCTが有意に再発のリスクを減らすことを示した。また，治療抵抗性うつ病の患者を対象とした研究では，MBCTが健康増進プログラムよりも有意な抑うつ症状の改善と，治療反応率の向上に寄与したことが示された（Eisendrath et al., 2016）。他に，強迫症や，全般性不安症，SADにもMBCTが有効であることが明らかにされている（Hertenstein et al., 2012 ; Evans et al., 2008 ; Piet et al., 2010）。

■ACT（Acceptance and commitment therapy）

ACTは，機能的文脈主義と関係フレーム理論に基づく，新しい認知行動療法である（Twobin & Levin, 2017）。ACTは，「嫌なことを避ける」という生き方を目指すのではなく，苦痛をありのままに体験しつつ（アクセプタンス），自らの価値に向かって生きること（コミットメント）を目指す心理療法である（近藤，2017）。

ACTでは，現在の瞬間に対して回避的な態度である体験の回避が，社交不安などの精神的苦痛の中核としている（Annunziata et al., 2015）。

体験の回避とは，自分のネガティブな思考，感情，記憶，身体感覚，行動傾向などの体験を避けようとするプロセスと定義されている（Hayes et al., 2005）。このような自身の内的な体験を避ける傾向から，ありのままに受け入れるように変えるために，MTが用いられている。MTにより，感情，身体感覚などを，判断を介さず「ありのまま」に受け入れるアクセプタンスが促進されることで，体験の回避が低減し，精神的苦痛が改善される（Bach & Moran, 2008）。また，ACTでは，自分の思考やイメージ，記憶から一歩下がって距離を置く，思考と自分を切り離す"脱フュージョン"のスキルを身につける（近藤，2017）。思考と現実が一体化している状態を分離させていき，否定的な思考により活性化される自分の価値に沿わない行動パターンを防ぐ。

　Bohlmeijer et al.（2011）は，抑うつ症状に対してACTの有効性を検討した。軽いまたは中程度の抑うつ症状を持つ49名の対象者（18歳以上の者）に対して8回のセッションで構成されたACTプログラムを行った。その結果，統制群よりも有意に不安，抑うつ症状，回避傾向が低減した。また，Avdagic et al.（2014）は，全般性不安症を罹患している患者にACTを行った。この研究で行われたACTは6回セッションの介入プログラムであった。その結果，ACTを受けた群は，心配や不安，ストレス，抑うつ症状，回避傾向は改善されたことが報告された。他に，ACTはSADにも有効であることが報告されている（Dalrymple & Herbert, 2007 ; Ossman et al., 2006）。

マインドフルネスと社交不安

　マインドフルネスと社交不安についてこれまでの多くの研究によりその関連性が明らかにされてきた。マインドフルネス特性の程度が低い者は社交不安の程度が高いことが示されている（Rasmussen et al., 2011）。マインドフルネス特性の程度が後の社交不安の程度の変化に影響し，社交不安の程度も後のマインドフルネス特性の変化に影響することが示されてい

る（Kocovski et al., 2015）。すなわち，マインドフルネス特性と社交不安は循環関係にあることがいえる。加えて，マインドフルネス特性の程度が低い者は，SAD の維持要因である他者からの否定的評価に対する恐れ，回避行動，反すう，Cost/Probability bias が高い傾向になることが示されている（野田ら，2017；野田ら，2018；Schmertz et al., 2012）。

　マインドフルネスが社交不安に影響を及ぼすメカニズムについても研究が進められている。野田ら（2017）は，社会的状況前におけるマインドフルネス特性が社交不安に影響を及ぼすプロセスを検討した。社会的状況前に社交不安を増大させる要因として，注意制御機能，回避行動，他者からの評価に対する恐れを挙げ，それらの要因とマインドフルネス特性，社交不安との関連性をモデル化した。そのモデルによれば，マインドフルネス特性が，注意制御機能，回避行動，他者からの評価に対する恐れを媒介して社交不安の低減に影響することが示されている。また，野田ら（2018）は，社会的状況後におけるマインドフルネス特性が社交不安に影響を及ぼすプロセスを検討した。社会的状況後に社交不安を増大させる否定的認知として，反すうを挙げ，反すうとマインドフルネス特性，注意制御機能，回避行動，社交不安，抑うつ症状との関連性をモデル化した。このモデル

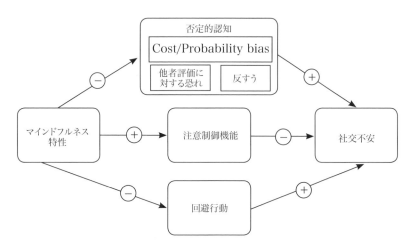

Fig. 2-1　マインドフルネス特性が社交不安に影響を及ぼすメカニズム

では，マインドフルネス特性が注意制御機能と反すうを介して社交不安や回避行動，抑うつ症状に影響を及ぼすことが示されている。他方，Schmertz et al. (2012) は，マインドフルネス特性が Cost/Probability bias を介して社交不安に影響を及ぼすプロセスを明らかにした。上記のマインドフルネス特性が社交不安に影響を及ぼすメカニズムを踏まえて，野田ら (2017) が概念間の関連性を整理して包括的なモデルを構築した。野田ら (2017) のモデルを Fig. 2-1 に示す。

これまで SAD の治療として MBIs を用いた介入研究も行われてきている。Goldin & Gross (2010) は，SAD と診断された 16 名の対象者に対して MBSR を行った。実施後は，有意な社交不安症状および反すうが改善され（$\eta^2p=$ .59 on the Liebowitz Social Anxiety Scale; $\eta^2p=$ .53 on the Rumination Style Questionnaire），自尊感情が増大した（$\eta^2p=$ .51 on the Ronsenberg Self-Esteem Scale）。また，Koszycki et al. (2007) の研究では，SAD を罹患している 22 名の患者を対象に MBSR を行った。その結果，社交不安症状の低減において強い効果量（ES= 1.48 on the Liebowitz Social Anxiety Scale-Fear; ES= 1.40 on the Liebowitz Social Anxiety Scale-Avoidance）や，抑うつ症状の改善においては中程度の効果量（ES= 0.69 on the Beck Depression Inventory）が算出された。このように，MBSR は，SAD の治療に有効であることが示されている。

さらに，社交不安において MBCT や ACT の有効性についても検討がされている。Piet et al. (2010) は，SAD を罹患している 14 人の対象者に対して MBCT を行った。介入後は，高い効果量を示す社交不安症状の改善が示された (ES = .90 on the Liebowitz Social Anxiety Scale)。また，Dalrymple & Herbert (2007) の研究では，SAD と診断された 19 人の対象者に対して ACT とエクスポージャーを行った。介入プログラムは，1 時間のセッションであり，週に 1 回合計 12 回で構成されている。介入後は，高い効果量を示す社交不安症状の改善が報告され（ES=1.05 on the Social Phobia subscale of Social Phobia and Anxiety Inventory；ES= 0.72 on the Liebowitz Social Anxiety Scale-Fear; ES= 1.24 on the

Liebowitz Social Anxiety Scale-Avoidance），さらに他者からの評価に対する恐れの改善も高い効果量が示された（ES=1.20 on the Brief version of the Fear of Negative Evaluation Scale）。Ossman et al. (2006) の研究は，22人の対象者に対して2時間，合計10回で構成されたACTを行った。その結果，社交不安症状および回避傾向が有意に低減したことを明らかにした（ES=0.82 on the Social Phobia subscale of Social Phobia and Anxiety Inventory；ES=1.71 on the Acceptance and Action Questionnaire)。

　社交不安の臨床研究において使用されているMBIsは，MBSR，MBCT，ACTだけでなく，マインドフルネス＆アクセプタンス集団療法（Mindfulness and acceptance-based group therapy，以下MAGT：Kocovski et al., 2013）やマインドフルネスを導入した認知行動療法（Mindfulness and Cognitive Behavioral therapy, 以下MCBT：野田ら，2018）がある。

■MAGT (Mindfulness and acceptance-based group therapy)

　Fleming & Kocovski (2007) がSADに対する介入法として，MAGTを開発した。MAGTは，MBSR，MBCTで行われているMT技法とACTの理論に基づいて構成されている介入法である。注意制御機能の低下，自己イメージ，否定的認知，回避行動などのSADの維持・増悪要因に注目し，それらの要因の改善に焦点を当てている。そのためMAGTでは，判断することなしに，社会的状況における身体感覚，感情，認知に気づいていき，それらを受け入れていく。さらに，恐怖を抱く社会的状況を回避する代わりに，自分自身にとって価値のある，目的となる行動に変えていく。MAGTの主なプログラムは，食べる瞑想やボディスキャンなどのMTや思考と感情の受容および人との関わりで生じる不安の受容を目的としたエクササイズ，自分自身にとって価値と目的の明確化などである（Fleming & Kocovski, 2007）。MAGTは，2時間のセッションであり，週に1回合計12回で構成されている。

Kocovski et al.（2009）は，SADに対してMAGTの実行可能性や有効性を検討するため，SADを罹患している42名のSAD患者に対してMAGTを実施した。参加した29名がすべてのセッションを修了した。介入の結果，すべてのセッションに参加した人は治療後に社交不安症状の低減において高い効果量が算出された（ES=1.02 on Social Phobia Inventory；ES=1.00 on the Liebowitz Social Anxiety Scale）。Kocovski et al.（2013）の研究では，SADと診断された53名の対象者に対してMAGTを行ったところ，MAGT群は，統制群よりも，社交不安症状が改善されたことを示した。しかし，MAGT群と集団認知行動療法群との間には有意な違いは見られなかった。また，Kocovski et al.（2018）は，Kocovski et al.（2013）で行ったMAGTプログラムを基にして作成されたセルフヘルプブックの有効性を検討している。その結果，コントロール群と比べてセルフヘルプ群は，社交不安，回避傾向，マインドフルネス，反すう，抑うつ症状，セルフコンパッションが改善されたことを報告した。

■MCBT（Mindfulness and Cognitive Behavioral therapy）

　MCBTは，認知行動療法にマインドフルネスの理論とMTを導入した介入プログラムである。MCBTについて説明する前に，下記に従来のCBTの限界について述べる。

従来のCBTの限界

　これまでの研究において，CBTでは，社交不安症状が改善しない患者もいることが指摘されている（Rodebaugh et al., 2004）。Leichsenring et al.（2014）の研究では，CBTを受けた40%程度のSAD患者しか改善がなかったことを示している。Springer et al.（2018）はDSM-Ⅳでカテゴリーされていた不安症患者（18歳以上）におけるCBTの寛解率を検討した。その結果，SADの寛解率は，40.1%～40.4%であり，不安症の中

で，強迫症とともに最も低かった。Ginsburg et al. (2011) は，7歳〜17歳の不安症患者の寛解率を検討した。その結果，CBTにおけるSADの寛解率は，40.6%であった。上記のことから，CBTにおけるSADの寛解率は，およそ40%であることが分かる。そのため，従来のCBTでは功を奏しない患者に対して，有効性を示す介入法の開発が課題であった。

　Moscovitch et al. (2012) は，治療効果のあったSAD患者と効果のなかった患者においてCBTによるアウトカムの経時的変動（治療前，治療の中間時点，治療後）を比較検討した。その結果，治療効果のあったSAD患者と効果のなかった患者において，否定的認知と認知的再構成スキル（状況に応じて適切な認知に変えていく能力）の変動に違いが見られた。否定的認知については，治療効果のあったSAD患者が有意に減少しており，認知的再構成スキルにおいては，有意に向上している。しかしながら，効果のなかったSAD患者は，否定的認知，認知的再構成スキルともに変化があまり見られなかった。これらの結果から，Moscovitch et al. (2012) は，認知的再構成スキルが社交不安を低減させる予測因子であると結論付けている。したがって，従来のCBTでは功を奏しない患者に対しては，認知的再構成スキルが向上するような介入技法を加える必要性がある。

否定的認知の改善を阻害する要因（妨害要因）とマインドフルネス

　SADの認知モデルおよび認知行動モデルにおいて，SAD特有の否定的認知の維持・増悪要因として自己注目が存在する (Clark & Wells, 1995 ; Rapee & Heimberg, 1997)。この自己注目が，否定的認知の改善における妨害要因として機能している。自己注目とは，身体状態，思考，感情，信念などの内的な自己関連情報の感知と定義されている (Ingram, 1990)。

Clark & Wells（1995）は，SAD 患者は，他者からのネガティブな評価を受ける場面にいる時，自身の詳細な監視や観察に注意が向くと指摘している。Mansell et al.（2003）の研究では，脅威刺激がある状況において社交不安の低い者は，外的刺激の感知が早かったものの，高社交不安者においては，内的刺激の感知が早かったことを示し，高社交不安者は，脅威となる社会的状況において，自己に注意が向く傾向にあることが示唆されている。SAD 患者は，社会的状況において自己注目で得た情報を基に，否定的自己像や否定的な認知を形成するため，社交不安が増加する（Clark & Wells, 1995 ; Rapee & Heimberg, 1997 ; Hofmann & Otto, 2008）。

野田ら（2018）は，マインドフルネス特性が自己注目の改善に寄与する可能性を検討している。調査の結果，マインドフルネス特性の向上が，自己注目を媒介して SAD 特有の認知的側面の 1 つである他者からの評価に対する恐れと行動的側面である回避行動が改善し，結果的に社交不安が低減することを示した。この結果を踏まえると，マインドフルネス特性の向上が，自己注目の低減に寄与するため，認知的な変容が促される可能性がある。

認知的再構成法スキルを高め，より否定的認知の改善を促進させる介入技法としてのマインドフルネス・トレーニング

上述したように，マインドフルネスの向上は，否定的な認知を増大させる自己注目の改善に寄与する。そのため，MT を行うことで，自己注目が低減し，否定的な認知の増大を防ぐことができる。しかし，MT が否定的な認知に及ぼす影響はそれ以外の理論的な背景も想定される。

マインドフルネスな状態は，今ここでの思考に気づくことができ，その思考を受け入れることを促す。それゆえに，マインドフルネス特性を向上させることで，自己理解・自己受容につながる。自身の思考パターンを理

解した上で，認知再構成法などの認知療法的アプローチを行うことにより，固執しているネガティブな認知にとらわれずに，さまざまな視点から物事を捉えることが促進され，現実的な，建設的な思考が発見しやすくなる。また，MTが，思考と距離を置くこと，柔軟に物事を考えること，そして認知的再構成スキルを高めることも研究の結果から明らかになっている（Carmody et al., 2009；Desrosiers et al., 2013）。そのため，MTは，認知的再構成スキルを高め，認知的変容を促進させる効力があるといえる。したがって，マインドフルネスと認知療法的アプローチの併用は，否定的認知の変容をより促進させ，社交不安の改善により寄与する可能性が考えられる。

　以上より，MTと認知的再構成法などの認知行動療法的アプローチを併用することで，SAD特有の否定的な認知の変容が促され，SADの改善に対してより効果的になり得る可能性が考えられる。MTと認知行動療法的アプローチの併用が社交不安症状に影響を及ぼすメカニズムをFig. 2-2に示す。

■MCBT（4回プログラム）

　ここでは，MCBTの4回プログラムについて概説する。MCBT（4回プログラム）は，Fig. 2-2で示したモデルに基づいて野田ら（2018）により開発されたプログラムである。MCBTは，SADの維持・増悪要因で

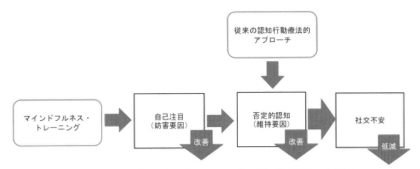

Fig. 2-2 マインドフルネストレーニングと認知行動療法の併用が
社交不安の改善に影響するメカニズム

ある自己注目と否定的認知の改善を目的としている。各セッションの概要を Table 2-2 に示す。MCBT は，集団形式の心理療法である。1回のセッションが90分であり，3～6人の集団形式で実施する介入プログラムである（Table 2-2）。

■目的（全セッション）
《社会的状況の自身の思考・感情・身体感覚などの反応パターンに気づく》

スピーチ場面など恐怖を抱く社会的状況で生じる自身の反応パターンを理解していく。否定的に考えてしまうくせや，社会的状況で生じる不安や恐怖などの感情，震えなどの身体の感覚，恐ろしいものに敏感に反応してしまう傾向，失敗など自分のパフォーマンスに注意を向けてしまう傾向などに気づき，自己理解を深めていく。

《自身の思考にとらわれずに，手放すことができる》

社会的状況で生じた思考が，どんな内容のものであっても，それと向き

Table 2-2 各セッションの概要

回数	タイトル	介入技法	ホームワーク
1	自身の社交不安を高めている要因を発見する。 ～今ここでの思考に気づく～	心理教育 マインドフルネス呼吸法 体験のシェアリング	マインドフルネス呼吸法 毎日のうれしい出来事日記
2	自身の社交不安を高めている要因を特定する。 ～悪影響の思考に気づく～	心理教育 マインドフルネス呼吸法 体験のシェアリング	マインドフルネス呼吸法 人との交流場面における思考，感情，行動，身体反応日記
3	自身の社交不安を高めている要因を観察する。 ～悪影響の思考パターンの特定とその思考パターンと向かい合う～	マインドフルネス呼吸法 認知的再構成法 体験のシェアリング	マインドフルネス呼吸法 人とのコミュニケーション日記
4	自身の社交不安を高めている要因を手放していく。 ～悪影響の思考パターンとお別れ～	マインドフルネス呼吸法 認知的再構成法 体験のシェアリング	マインドフルネス呼吸法

合い,そして,その思考にとらわれずに,手放すことができるようになることを目的とする。ネガティブな思考が生じたとしても,必ずしも真実ではなく,自分が作りだした単なる考えとして受け入れ,その思考が消えていくのを待つことができる。不安を感じることを回避したり,押し込めるのではなく,不安とうまく関わる方法を学んでいく。

《自身の思考パターンを受け入れ,そして,客観的な思考を見つけることができる》
　自分の思考パターンを理解した上で,客観的な物事の視点を学んでいく。そして,状況に合わせて,建設的な考えを見つけるスキルを獲得する。ありのままの自分を受け入れ,ネガティブな思考が生じたとしても,自分が作りだした単なる考えとして認識し,自身の思考のくせを受け入れる。社会的状況において否定的に考えてしまう傾向があったとしても,強い不安・恐怖感を感じたとしても,体が震えてしまっても,批判せず,評価せずに,そのように感じている自分をただ受け入れていく。自分を自分で受容していく態度を身につけていく。

■第一セッション
目的:自身の社交不安を高めている要因を発見する～今ここでの思考に気づく～
　心理教育により,社交不安を高めるメカニズム,特に,思考が社交不安を高める要因であることを理解する。マインドフルネス呼吸法の実践から,今この瞬間で生じている自身の思考とそのパターンに気づいていく。そして,ワークを通じて,自分について発見したことを,グループのメンバーに話してもらい,"自分の内面を話してもいいんだ","自分の話したことを聞いてくれた"というように自分の内面を話すことに対する安心感を高めていく。

《セッションの内容》
　[1] 自己紹介と私がここに来た理由:"自己紹介"と"プログラムに参加しようと思った理由"を話してもらい,グループで共有する。

［2］心理教育：SADの症状と社交不安の維持メカニズムの知識を心理学的側面から提供する。そして，自身が社交不安を高めている状況とその状況で生じている思考を，ワークを通して明確化する。そのワークで，考えたことや見つけたことをグループ内で共有する。加えて，マインドフルネスの概念とその理論，社交不安症状の低減に影響を及ぼすメカニズムについての知見も提供する。

［3］マインドフルネス呼吸法（今この瞬間の気づき）：「今この瞬間に注意を向ける態度」と「判断を加えない態度」の向上を目的とする。ただ，呼吸に注意を向け，今この瞬間にとどまる。思考が生じた際には，その考えの内容に気づき，呼吸に注意を向け続けられなかったことで自分を責めずに，また呼吸に注意を戻していく。今この瞬間の自身の思考・感情・身体反応の気づきを高める。

［4］体験のシェアリング：第一のセッションで個人が感じたことをグループに共有する。話し手は，自分が体験したこと，感じたこと，考えたことなどを素直に，ありのままに話す。聞き手は，聞いたことに対して判断は下さずにただ聞く。話し手は，自分が話した内容が受け入れられた体験をし，聞き手は，他者からのさまざまな視点，考え方を得ることを目的とする。

《ホームワーク》

マインドフルネス呼吸法：毎日，自宅などでマインドフルネス呼吸法を行う。

毎日の出来事日記：うれしかったこと，楽しかった出来事があったとき，どのような思考，感情，身体の反応が生じていたのかを振り返り，その整理を行う。

■第二セッション
目的:自身の社交不安を高めている要因を特定する～悪影響の思考に気づく～

心理教育とマインドフルネスの実践を通して，自身の社交不安を高める

思考の存在に気づき，社交不安を高めるメカニズムを明確化する。そして，ワークを通して発見した思考をグループで共有する。話したことを他者に受け入れられる経験を通して，自己受容を促していく。

《セッションの内容》
［1］日々の実践，ホームワークのシェアリング：日々のマインドフルネス呼吸法の実践で体験したこと，毎日の出来事日記で気づいたことを，グループで共有する。

［2］心理教育：社交不安を高める要因は，否定的な思考であること，そして，その思考が不安へ影響を及ぼすメカニズムについての理論を説明し，否定的な思考に対する対処法としてマインドフルネスとその作用を学んでいく。

［3］マインドフルネス呼吸法（社会的状況での気づきのマインドフルネス）：呼吸に注意を向けて，今この瞬間にいる自分自身を見つめていく。また，恐怖を抱く社会的状況をイメージした時の今この瞬間の反応に対しても気づきを得ていく。自身が恐怖を抱く社会的状況を想定し，頭の中でイメージし，そこで生じる思考・感情・身体反応に気づいていく。社会的状況での自身の思考・感情・身体反応に注意を向け，自身の反応パターンの理解を深めていく。そして，自身が恐怖を抱く社会的状況で，「否定的に考えてしまう」，「不安を感じてしまう」，「震えてしまう」，などの自分の反応傾向に対して，批判せずに受け入れていく。どのような考えが浮かび上がったとしてもその思考と向き合い，自身の社交不安を高める思考を手放していく。

［4］体験のシェアリング：第二セッションでのワークで個人が感じたことをグループ内で共有する。

《ホームワーク》
　マインドフルネス呼吸法：毎日，自宅などでマインドフルネス呼吸法を行う。

人との交流場面における思考，感情，行動，身体反応日記：毎日の人との関わりの中で，自分がどのような反応をしているのか，思考，感情，行動，身体反応から振り返り，自身の反応パターンに気づいていく。

■第三セッション
目的：自身の社交不安を高めている要因を観察する〜悪影響の思考パターンの特定とその思考パターンと向かい合う〜

　マインドフルネスの実践を通して，自身の社交不安を高める否定的な思考と向き合い，その思考を手放していく。自身のとらわれている思考を発見し，自己理解を深めていく。

《セッションの内容》
　［1］日々の実践，ホームワークのシェアリング：日々のマインドフルネス呼吸法の実践で体験したこと，人との交流場面における思考，感情，行動，身体反応日記で気づいたことを，グループで共有する。
　［2］不安場面リストの作成：社会的状況における不安階層表を作成する。恐怖を抱く社会的状況を挙げ，その状況における不安度を0〜100％で示す。自身の不安場面およびその場面での不安度を明確化する。
　［3］マインドフルネス呼吸法（社会的状況での手放しのマインドフルネス）：社会的状況における自身の思考，感情，身体感覚に注意を向け，これらの反応がネガティブなものであっても，それを認知的な評価なしに，ありのままに気づいていく。その体験がどんなものであっても，不快なものであったとしても，体験を回避せずにそれと向き合っていく。そして，その体験にとらわれないように少しずつ距離をおき，ただその体験を手放していく。体験を手放すというのは，意図的に体験しないように，感じないようにするのではなく，その体験が消えていくのをただ待つ，その体験が消えていくのを見守ることである。
　［4］体験のシェアリング：第三セッションでの体験をグループ内で共有する。

《ホームワーク》
　マインドフルネス呼吸法：毎日，自宅などでマインドフルネス呼吸法を行う。
　人とのコミュニケーション日記：他者とのコミュニケーションでの自身の反応パターンおよび行動傾向を振り返り，整理していく。

■第四セッション
目的：自身の社交不安を高めている要因を手放していく～悪影響の思考パターンとお別れ～

　マインドフルネスの実践により，否定的な思考に気づき，手放していく。そして，認知的再構成法によって，固執している主観的な視点ではなく，さまざまな視点から物事を捉えるスキルを学習する。社会的状況に対して，主観的な視点で物事を捉えることにより生じる否定的な思考を受け入れながら，現実的な，建設的な考えが獲得できるスキルを身につけていく。

《セッションの内容》
［1］日々の実践，ホームワークのシェアリング：日々のマインドフルネス呼吸法の実践で体験したこと，人とコミュニケーション日記で気づいたことを，グループで共有する。
［2］マインドフルネス呼吸法（自己受容のマインドフルネス）：ありのままの自分自身に気づき，その自分をただ受け入れていく。社会的状況で，不安を感じてしまう自分，否定的に考えてしまう自分，失敗してしまった自分など，自分が思い描いていた理想の自分でなかったとしても，批判せずに自分自身を受容していく。思いやりを持って自身を観察し，好奇心を持って自分を探索し，より深く自分を理解し，ありのままの自分を受け入れる作業を行う。
［3］認知的再構成法（思考記録表の作成）：主観的な視点で物事を捉えるのではなく，客観的な視点で物事を考えるスキルを身につけるために，

認知的再構成法を用いる。固執しているネガティブな考えにとらわれずに，さまざまな視点から物事を捉えるスキルを学習する。それにより，思考の柔軟性を高めていく。不安が生じてしまう状況に対して，主観的な視点での思考を受け入れながら，現実的な，建設的な考えが獲得できるスキルを身につける。

※本プログラムの認知的再構成法（思考記録表の作成）の目的は，誤った思考の内容を正しい思考へと積極的に修正するのではなく，そのように考えてしまう自分を受け入れ，その上で，他の視点から物事を捉えるスキルを身につけることである。マインドフルに自分の思考と向き合う，思考を味わう作業を行う。1つの固執した思考にとらわれず，固執した思考に対して距離を置くことができ，そして，様々な思考を見つけられるように，思考との関わり方，付き合い方を学んでいく。

［4］体験のシェアリング：第四セッションでの体験，そして全4回のセッションでの体験をグループ内で共有する。

《ホームワーク》

マインドフルネス呼吸法：毎日，自宅などでマインドフルネス呼吸法を行う。

展望

第一に，MCBTの4回プログラムがどの程度有効なのかを検証する必要がある。野田ら（2019）で，社交不安症状を測定するLiebowitz Social Anxiety Scale（以下LSAS；朝倉ら，2002）の得点が44点（臨床群へのカットオフ値）以上の大学生8名に対してMCBTの有効性を検討した。その結果，マインドフルネス特性が向上し，社交不安の維持要因である否定的認知が有意に減少することが示された。また，MCBTの実施後，対象者は「不安を感じていることに気づいた」，「不安な気持ちに向き合えるようになった」，「自分の精神，身体状態をうまくコントロールで

きるようになった気がする」,「緊張する場面で,"自分の考えすぎだ"などと思考を変わるようになった」,「負の感情を受け流すことができた」と報告した。

　Noda et al. (2019) は, LSAS の得点が 44 点以上の大学生 39 名を対象に MCBT の有効性を検討した。大学生 39 名は, 介入群 19 名（プログラムの実施）と統制群 20 名（追跡調査の実施）に分けられた。分析対象者は, プログラムと質問紙調査を完遂した介入群 15 名, 統制群 9 名であった。介入群と統制群を比較検討した結果, マインドフルネス特性と抑うつ症状, 否定的認知において交互作用が見られた。交互作用が見られたアウトカムにおいては, 介入前後で有意な改善が確認された。また, 高い効果量も算出された（マインドフルネス特性：$d = 1.65$, 抑うつ症状：$d = 1.06$, 否定的認知：$d = 1.39$）。この結果から MCBT は, マインドフルネス特性の向上および否定的認知と抑うつ症状の低減に有効であるといえる。また, 介入群において, 介入後に社交不安症状, 自己注目の有意な改善が示された（社交不安症状：$d = 0.50$, 自己注目：$d = 0.55$）。しかし, この研究は, サンプル数が比較的に少ない。今後は, より多くのサンプルで有効性の検証を行う必要性がある。また, 実際に, SAD 患者にも MCBT の効果検討が必要となる。

　第二に, 介入プログラムを拡張する必要性がある。本章で記述した MCBT は, 全 4 回のセッションである。MBSR は全 9 回のセッションで, MBCT は全 8 回のセッションであり, 本プログラムは比較的少ないセッション数である。今後は, MCBT のセッション回数を増やし, 全 8 回のプログラムを開発する必要がある。

　また, 本プログラムでは, 心理教育, 認知的再構成法, マインドフルネス呼吸法, 体験のシェアリングの 4 つの技法で構築されており, 行動療法的技法が含まれていない。行動療法的技法の 1 つにエクスポージャー療法がある。エクスポージャー療法は, SAD に対する介入として, 有用な介入技法である。エクスポージャー療法は, 認知療法的アプローチと併用し, 実施される場合が多いが, 単独のエクスポージャー療法でも, 社交

不安の治療としては十分に有効である（Hofmann, 2004）。エクスポージャー療法を行っている最中に，マインドフルネスは，有益なスキルとなることが指摘されている（Sisemore, 2012）。MTにより，SAD患者は，自身の体験の気づきが促進され，それらの体験を受け入れることにつながる。マインドフルネスな状態で，恐怖場面に曝されることは，この瞬間での不安や，その他の感情，思考などに直面化されることから，エクスポージャー療法がより効果的になるであろう。

Shirotsuki & Noda（2018）も，マインドフルネスとエクスポージャー療法の併用の可能性を述べている。エクスポージャー療法は，回避されたり，ドロップアウトされる傾向がある（Sisemore, 2012；Van Velzen et al., 1997）。SAD患者が，エクスポージャー療法を避ける要因として，体験の回避がある（Shirotsuki & Noda, 2018）。社会的な状況の体験を回避する傾向が高いと，エクスポージャー療法のドロップアウトにつながると考えられる。そのため，エクスポージャー療法を行う前に，体験の回避を低減させる必要性がある。この体験の回避を低減するには，マインドフルネスが効果的である。MTにより，体験の回避が低減することや内的体験へのエクスポージャーが増加することが示されている（永井ら, 2016；Carmody et al., 2009）。したがって，エクスポージャー療法を行う前にMTを行うことで，治療のドロップアウトを防ぐ可能性がある。

以上より，マインドフルネスとエクスポージャー療法を併用することは，治療のドロップアウトを減らし，またエクスポージャー療法の治療効果の促進につながる可能性が考えられる。今後は，エクスポージャーを含めたMCBTプログラムの開発が課題である。

第3章
社交不安症の認知行動療法の実際

Cognitive behavior therapy of
Social Anxiety Disorder

SADは，"恥ずかしい思いをするかもしれない社会的状況または行為状況に対する顕著で持続的な恐怖"を特徴とする疾患である（APA, 2013）。例えば，SAD患者は人前でスピーチを行う場面や何人かの人と交流する場面において，過度な不安を喚起する（APA, 2013）。社会的状況の中でも，スピーチ場面はSAD患者が最も不安を喚起する場面であるとされている（Stein, Walker, & Forde, 1996）。他にも，SAD患者は，会話や会議などの対人交流場面，書字場面など，他者から評価を受ける可能性のある状況において，過度な不安を喚起することで知られている。

SAD患者は，13％以上の高い有病率や気分障害・物質関連障害などの高い併発率を示すことが指摘されている（Kessler, McGonagle, Zhao, Nelson, Hughes, Eshleman, Wittchen, & Kendler, 1994）。例えば，Magee, Eaton, Wittchen, McGonagle, & Kessler（1996）は，SAD患者において，大うつ病について37.2％，アルコール依存症について23.9％，パニック障害について10.9％の併発率を報告している。結果として，81％のSAD患者が何らかの併発疾患を有することが指摘されている。

SAD症状の生起・維持は，生物学的要因と心理学的要因から理解することができる。生物学的要因としては，前頭前野・扁桃体・セロトニン受容体などの脳内の機能異常が指摘できる。また，心理学的要因としては，社会的状況における否定的認知，回避行動，生理的反応に対する認知などの要因が挙げられる。そのため，現在のSADの治療は，双方への介入を行うため，大きく薬物療法と心理療法から構成される。例えば，Heimberg（2002）は，薬物療法と心理療法（特に，認知行動療法）の併用が，SADの長期的な治療効果の持続を考慮する上で，最も有効である

と指摘している。

　心理療法は，主に治療効果を長期的に持続させる点で有効であるとされている。例えば，Liebowitz, Heimberg, Schneier, Hope, Davies, Holt, Goetz, Juster, Lin, Bruch, Marshall, & Klein（1999）は，薬物療法（Phenelzine）と集団認知行動療法（Cognitive Behavior Group Therapy；以下CBGTとする）の効果の比較検討を行った。その結果から，薬物療法によるSAD症状への即効性と，認知行動療法の長期的な効果を指摘している。特に，CBGT群の再発率は薬物療法群の50%に比べて17%と低いという特徴がある。Heimberg（2002）は，SADにおける認知行動療法の主要な治療技法として，エクスポージャー，認知的再体制化，心理教育，リラクセーション，ソーシャルスキルトレーニングを挙げている。Rodebaugh, Holaway, & Heimberg（2004）は，SADの認知行動療法の効果に関するレビューにおいて，エクスポージャーと認知的再体制化の併用を推奨している。ただし，治療の効果サイズを考慮すると，エクスポージャー単独より効果が優れているかどうかについては，断定できる段階にないことも示している。さらに，これからのSAD研究においては，治療効果を予測する要因について検討を進める必要があると指摘している。以下に，それぞれの要素の概略に加え，治療形態の特徴を示す。

心理教育

　心理教育（psychoeducation）は，多くのSADの介入プログラムの初期に導入されている（Clark, Ehlers, McManus, Hackman, Fennell, Campbell, Flower, Davenport, & Louis, 2003；Heimberg, Liebowitz, Hope, Schnier, Holt, Welkowitz, Juster, Campeas, Bruch, Cloitre, Fallon, & Klein, 1998；Herbert, Rheingold, & Goldstein, 2002；Stangier, Heidenreich, Peitz, Lauterbach, & Clark, 2003）。例えば，Clark et al.（2003）の心理教育セッションでは，Clark & Wells（1995）のモデルに沿ってSADの生じるメカニズムについて各患者の理解を深め

る。さらに，個人に特有の認知や行動の同定を進めることとなる。心理教育は，SAD の介入プログラムで多く取り入れられているが，心理教育単独で SAD 症状にどのような効果を与えるかについては検討が行われていない。

エクスポージャー

　SAD ではスピーチ場面において最も不安が喚起されることが指摘されている（Stein et al., 1996）。そのため，実際の SAD の心理学的介入のセッションでは，スピーチ場面を設定したエクスポージャーによって，社会的状況で生じる過度な不安の低減が試みられることが多い。一般に，エクスポージャーセッションでは，SAD 患者が不安場面に繰り返し曝露することによって，高不安の低減が試みられる。例えば，SAD の心理学的介入に関するメタ分析では，エクスポージャーセッションを多く行うことが効果的であると報告している（Feske & Chambless, 1995）。

　スピーチ場面などを用いた心理学的介入では，不安の低減に加え，実際のパフォーマンスの自己評価の改善も進められる。例えば，Rapee & Hayman（1996）は，スピーチ課題についてビデオフィードバックを行うことで，2回目のスピーチの自己評価が向上することを明らかにしている。Rodebaugh（2004）は，スピーチ課題における自己評価と他者評価のギャップが大きいほど，ビデオフィードバックの効果が高いとしている。また，Harvey, Clark, Ehlers, & Rapee（2000）は，ビデオフィードバックに加えて Cognitive preparation（認知的事前介入）を行うことで，自己評価を改善する効果が高まることを報告している。一方，これらの介入では不安感情の低減には十分な効果を持たないことも示唆されている。

　また，スピーチ場面での心理学的介入では，前述の否定的認知の影響についても考慮する必要がある。例えば，Eckman & Shean（1995）は，3回のスピーチ課題を行った際に，高社会不安者の不安や生理的反応が低社会不安者よりも馴化の遅いことを示している。あわせて，高社会不安者

は，実験中のネガティブな認知が多く，ポジティブな認知が少ないことを報告している。

　Hinrichsen & Clark（2003）は，否定的な社会的状況の予測を行うことによって，スピーチ課題時の不安が亢進することを報告している。Hirsch, Clark, & Mathews（2006）は，否定的なイメージを持つことで，スピーチ課題時の不安を亢進することにつながると示唆している。また，Rapee & Abbott（2007）は，スピーチ場面において，注意や否定的見積もり，パフォーマンスの自己評価が不安を高める関係性について明らかにしている。Clark & Wells（1995）やRapee & Heimberg（1997）のモデルにおいても指摘されているように，否定的見積もりはコストバイアスとして社会的状況の前に活性化し，パフォーマンスの自己評価に影響する。このように，スピーチ場面で生じる否定的見積もりは，不安や否定的自己評価に影響を与える要因であると考えられる。

　すなわち，心理学的介入により，スピーチ場面での不安の減弱や自己評価の改善を進める際には，スピーチ課題前に生じる否定的見積もりがSADの維持要因であることを考慮する必要がある。そのため，スピーチ場面の後で行われるビデオフィードバックなどの方略に加え，課題前に生じるスピーチに特異的な否定的見積もりに対して，介入を行うことが求められる。一方で，実際のスピーチ場面で否定的見積もりが不安や自己評価に機能する認知プロセスは，従来の研究からは十分に明らかにされていないといえる。

認知的再体制化

　認知的再体制化の効果は，いくつかの研究で指摘されている。例えば，Clark et al.（2006）は，認知療法の介入ターゲットとして，(A)注意：注意の増加と他者の観察や反応への関連付けの低減，(B)生理的反応に対する認知：自己が他者にどのように映っているかについて，過度に否定的な影響を引き起こす誤った内的情報の利用，(C)安全確保行動（回避）：

顕在的または潜在的な安全確保行動の過度の利用，(D) 情報処理バイアス：問題となる事前・事後の処理過程，について指摘している。Clark et al. (2006) は，認知療法とエクスポージャー＋応用リラクセーションの効果を比較した。その結果，認知療法がSAD症状の変容に高い効果を示した。すなわち，SADに特有の認知に介入することの有効性を指摘している。

Mattick, Peters, & Clarke (1989) は，集団認知行動療法の効果検討を行い，エクスポージャーの効果とエクスポージャーと認知的再体制化の併用効果を比較検討した。その結果，併用群の効果の高いことを明らかにしている。一方，Rodebaugh et al. (2004) は，エクスポージャー単独とエクスポージャーと認知的再体制化の併用の効果の違いに研究間で差があるため，検討の余地が残されていると指摘している。しかし，認知的再体制化とエクスポージャーの厳密な比較については，限界が指摘されている。例えば，患者と治療者間でエクスポージャー前後に会話を行わないことは，現実的に難しい (Rodebaugh et al., 2004)。そのため，2つの技法は1つの統合された方略であるとの指摘もある。

リラクセーション

リラクセーション法には，漸進的筋弛緩法，自律訓練法，呼吸法など，様々な方法が知られている。例えば，SADの研究では，Öst (1987) により応用リラクセーションによる，直面した恐怖場面での不安を低減する効果が指摘されている。しかし，一般にリラクセーションはSAD治療で十分な効果があることは実証されていない(Rodebaugh et al., 2004)。例えば，Clark et al. (2006) は，認知療法群，エクスポージャー＋リラクセーション群，ウェイティングリスト群の治療効果を比較した際に，認知療法群の効果が最も高いことを示している。つまり，SAD治療では認知療法の要素がより重要であると考えられる。

治療形態

　SADの心理療法は，形式上大きく個人療法と集団療法に区分できる。従来の介入研究も，双方の形態をもとに取り組まれてきた。例えば，SADの個人療法は主にClarkらのグループを中心として発展してきた。これらのグループの先行研究では，SADの個人療法プログラムの効果が示されている（Clark et al., 2003; Clark et al., 2006; Stangier et al., 2003）。また，集団療法はHeimbergやRapeeらのグループを中心に取り組まれ，同様に治療効果が示されてきている（Heimberg et al., 1993; Mattick et al., 1989; Rapee et al., 2009）。また，近年はインターネットベースのSAD治療も普及を見せており，様々な形態での治療の普及が進んでいる（Andersson, Carlbring, Holmstrom, Sparthan, Furmark, Nils-son-Ihrfelt, Buhrman, & Ekselius, 2006）。

　また，従来のSADの心理学的介入研究では，認知行動療法の技法を取り入れた場合，他の心理療法に比べてその効果がSAD症状の改善に優れていることが指摘されている（Heimberg et al., 1993; Hofmann et al., 2004; Rapee et al., 2009）。

　前章まででも指摘し取り上げたが，SADの介入プログラムについて概観すると，主要な構成要素として，エクスポージャー，認知的再体制化，心理教育，リラクセーション，ソーシャルスキルトレーニングなどが取り入れられている（Heimberg, 2002）。また，Rodebaugh et al. (2004) は，SADの心理療法においてエクスポージャーの認知的再体制化の併用を推奨している。そのため，認知的再体制化とエクスポージャーの技法を中心に介入プログラムを構成することが効果的であると考えられる。

個人療法と集団療法

　SADの心理学的介入は，介入の構成上大きく集団療法と個人療法に区分できる。この集団療法・個人療法の双方に，メリット・デメリットが指

摘できる。以下に，それぞれの特徴について述べる。

　集団療法のメリットとして，社会的状況で設定するエクスポージャーの際に，他者の存在により脅威の程度や現実性を高められる，エクスポージャー場面で他者のモデリングが可能である，患者間に治療に対する協力意識が生じる，一度に多くの患者に介入することができる，などの点が指摘できる。その半面，デメリットとして，他者の存在が否定的評価の恐れを活性化し，患者の行動や自発的発言を抑制する可能性がある，エクスポージャーの脅威が過度に高くなる可能性がある，治療者と患者間の関係性が希薄になる，個々に応じた対応が難しくなる，他者の存在によりプログラムへの参加そのものが困難になる，といった点について指摘できる。

　一方，個人療法についてのメリットは，患者特有の認知・行動にプログラムを適応させやすい，治療者と患者個人の間で主訴を必要十分に扱うことができる，治療への参加が集団に比べて容易である，個々の患者のニーズや疑問を十分に取り上げられる，他者に配慮せず自由な発言や振る舞いが表出する，などのメリットがある。一方，集団療法で指摘された利点については，個人療法では構成上得ることが難しいと考えられる。

　双方の有効性については，Stainger et al.（2003）が比較検討を行っている。Stainger et al.（2003）は，SAD 患者の個人療法プログラムと集団療法プログラムの効果を比較した。その結果，個人療法の治療のエフェクトサイズがより大きいことを指摘している。また，個人療法の試行後に患者の 50％が DSM の SAD の診断基準を満たさない基準に改善したが，集団療法では 13.6％程度であったと報告している。さらに，個人療法では個人特有の認知や行動をアセスメントし，介入ターゲットとすることの有用性を指摘している。Mayo-Wilson et al.（2014）のメタ分析では，他の心理療法や CBT よりも個人 CBT の効果が優れていることが報告されており，個人 CBT の有効性に関する報告もある。

　ただし，Rodebaugh et al.（2004）の指摘するように，個人療法と集団療法の効果の異同に関する研究報告は，わずかである。そのため，現状では今後の比較検討が期待される段階であるといえる。これらを総合する

と，双方のSADの治療方法に独自の有用性があると考えられる。本邦においては，陳（2005）により集団認知行動療法の効果が示されている。一方，SADに対する個人療法の実証的検討はわずかである。また，従来の報告から，認知的技法を取り入れた個人療法は，SAD症状の変容に高い効果があると考えられる。しかし，SADにおける心理学的介入に関する個人療法の実証的な報告は，特に国内において十分とはいえない。そのため，SADの個人療法プログラムの効果検討は，患者のニーズに応じた治療整備の観点からも重要であると考えられる。

SAD治療の展望

今後のSADの心理学的介入の展望について，これらの知見をもとに以下に指摘する。まず，第一に，治療形態の効果の特異性に関する知見の提示である。Stangier et al. (2003) により，SADの個人療法と集団療法の効果の比較がなされているが，他の研究では治療形態に関する効果比較がなされていない。特に，本邦においては，個人認知行動療法プログラムの効果検討は十分になされていないことから，より多くの研究例を蓄積することが重要であるといえる。先述の通り，従来の研究によって，双方の治療形態はSAD症状の改善に有効であることを示している。そのため，双方に治療効果のあることが認められる。一方で，個人療法と集団療法について，認知・行動・生理的反応・感情といった各SAD症状の要素に対する治療効果の特異性は十分に解明されていない。そのため，これらの作用に関して十分に明らかにすることが，治療サービスの向上につながるといえる。

第二に，治療効果を促進する要因の解明である。従来のSAD研究では，Clark & Wells (1995) の認知モデルやRapee & Heimberg (1997) の認知行動モデルを中心に，病態理解の促進が進められてきた。これらを踏まえ，情報処理バイアス（Hirsch & Clark, 2004），生理的反応の認知の歪み（金井・坂野，2006），安全確保行動（岡島・坂野，2008）につい

てのレビューがなされている。今後の研究では，これらの各要因に対する介入効果を明確化するとともに，それらを踏まえてプログラムとしての治療効果を提示することが求められるといえる。

　第三に，エクスポージャー場面での治療効果の解明である。SAD のエクスポージャーでは，スピーチや会話のロールプレイなどを通して症状の変容を進める。これらの場面を用いてどのような治療効果が得られるかを明らかにすることは，プログラムの効果検証を進める上で重要になると考えられる。

　これらを踏まえ，SAD に関する基礎知識の啓蒙と認知行動療法に関する治療機関の増加が求められる。本邦において，陳（2005），Chen, Nakano, Ietzugu, Ogawa, Funayama, Watanabe, Noda, & Furukawa（2007）や小林・井上・鈴木・坂元・石郷岡（2009）の集団認知行動療法の効果検討が進められるなど，介入研究の成果が提示され始めている。また，近年いくつかの研究例からも，SAD における CBT の治療効果が提示されている（Shirotsuki et al., 2014: Yoshinaga et al., 2013: Yoshinaga et al., 2016）。一方，これらの治療を提供する機関の日本全体での普及は，これからの段階であるといえる。また，一般に SAD に関する心理学的メカニズムの理解を広めることや，治療に関する情報提供を進めることで，疾患発症の予防や早期治療を行うことができる。そのため，今後は SAD の心理療法に関する理解を深める活動を進めることが求められるといえる。本章以降では，第 4 章：スピーチエクスポージャーにおける認知プロセスの理解，第 5 章・第 6 章：集団 CBT による SAD 症状の変容，第 7 章：個人 CBT による SAD 症状の変容について述べ，最後に SAD における CBT に関する効果や展望を行う。

●第 4 章●

社交不安症患者のスピーチエクスポージャーにおける認知プロセスに関する理解

The understanding of
cognitive process
during speech exposure in
patients with
social anxiety disorder

●第4章●

　Hofmann & Otto（2008）のSADの認知行動モデルにおいて，心理学的要因が包括的にまとめられている。具体的には，コストバイアス，注意，自己評価，反すう，などの要因が，SADの維持や治療による変化に関与する要因として取り上げられており，これらの要素の重要性が指摘されている。中でもコストバイアスは，従来の研究から，SADの維持要因として強く影響することが指摘されている。コストバイアスとは，社会的状況の潜在的な脅威を過度に高く見積もる認知である。Hofmann（2005）や城月（2014）の質問紙調査によるモデル研究では，コストバイアスがSAD症状に強い影響を持つことが明らかにされている。さらに，認知行動療法を実施した際に，コストバイアスが低減することでSAD症状がより大きく低減することが示されている（Foa et al., 1996; Hofmann, 2004）。例えば，Hofmann（2004）では，社会的状況のコストバイアスの変化の大きいことが，治療直後のSAD症状の改善や長期の治療効果の維持に関与していた。また，Rapee et al.（2009）は，コストバイアスの低減が，SAD症状の重症度の改善に大きく関与することを示した。そのため，コストバイアスが治療効果を予測する媒介要因であり，コストバイアスが低減することで非機能的認知や不安感情などのSAD症状が，効果的に変容することが指摘されている。

　SADの心理学的介入では，スピーチ場面をはじめとするエクスポージャーを用いて症状の変容が進められる。例えば，SADの心理学的介入に関するメタ分析では，エクスポージャーセッションを多く行うことが効果的であると報告されている（Feske & Chambless, 1995）。Nelson et al.（2010）は，高スピーチ不安傾向の大学生を対象に，スピーチ場面における不安の低減に，コストバイアスの変容が有効であることを示した。

Shirotsuki, Kodama, & Nomura（2014）は，SAD 患者の認知行動療法プログラムにおいて，スピーチ場面でのエクスポージャーによってコストバイアスと SAD 症状が改善することを報告している。具体的には，Shirotsuki et al.（2014）では，スピーチエクスポージャーの前に生じる，「頭が真っ白になる」などの否定的認知について客観的に捉えることを促し，自己評価を改善することの有効性を述べている。

　以上のように，スピーチ場面での心理学的介入において，不安の減弱や自己評価の改善を進める際には，スピーチ前に生じるコストバイアスがSAD 症状の維持に関与することを考慮する必要がある。加えて，スピーチ場面でのエクスポージャーでは，特有のコストバイアスに対して，認知的介入を行うことが求められる。そのため，実際のスピーチ場面でコストバイアスが不安や自己評価に機能する認知プロセスについて，十分に理解する必要があるといえる。

　本邦では，城月・野村（2012）により大学生を対象としたスピーチ場面における認知プロセスの検討がなされているものの，SAD 患者の場合に同様のモデルが適合するかについては検討されていない。先述のHofmann & Otto（2008）のモデルは，包括的に心理学的要因をまとめたモデルであり，詳細な各要因間の影響やスピーチ場面に特化した際の関係性については，十分に検討がなされていない。そのため，臨床群を対象としてスピーチ場面に特化したモデルの検討を行うことにより，実際のスピーチ場面でコストバイアスが不安や自己評価に機能する認知プロセスが明らかになり，エクスポージャーにおける SAD 患者の心理的側面がより詳細に理解できると考えられる。さらに，本研究は，検討されたモデルを踏まえ，SAD 患者に対するスピーチエクスポージャーで併用するコストバイアスに対する認知的介入への応用や，その効果予測に適用できる可能性があると考えられる。そこで，本研究では，SAD 患者を対象として，スピーチ課題においてコストバイアスが不安と自己評価に影響する認知モデルを構成し，その妥当性について検討を行う。

方法

■対象

　心療内科に外来受診中のSAD患者44名（男性19名，女性25名；平均年齢30.20歳，SD=7.31）を対象者とした。スピーチに関するエクスポージャーは，SADの認知行動療法プログラムの中で実施した。参加者は，研究実施前にインフォームドコンセントを受けた。その後，同意が得られた場合に研究参加承諾書に署名した上で，研究に参加した。

■研究の流れ

　本研究のスピーチに関するエクスポージャーは，認知行動療法プログラムの中で実施した。事前にインフォームドコンセントのセッションを実施し，同意が得られた参加者は，8回の認知行動療法プログラムに参加した。プログラムの1回目は心理教育，2回目は認知再構成法のセッションで，その後の3回目と4回目がスピーチエクスポージャーであった。なお，5・6回目はビデオフィードバック，7回目は認知的再体制化，8回目は全体のまとめであった。本研究では，プログラム内で初めてスピーチを行った，3回目のスピーチ課題について扱った。

■調査材料

Short Fear of Negative Evaluation scale（笹川ら，2004）

　他者からの否定的評価への恐れを測定するために，SFNEを用いた。SFNEは，12項目5件法により構成される。合計得点が高いほど，他者からの否定的評価の恐れが高い。笹川ら（2003）は，SFNEが高い内的整合性を有することを示し，SAD症状を測定する尺度であるLiebowitz Social Anxiety Scale（朝倉ら，2002）と中程度の正の相関があることを報告している。SFNEは特性的な認知であるため，認知行動療法プログラム実施前に測定が行われた。

Speech Estimation Scale（以下SESとする；城月ら，2009）

　SESは，スピーチ場面でのコストバイアスを測定する尺度である。SESは8項目5件法であり，合計得点が高いほどスピーチ場面を否定的に見積もり，コストバイアスが高い。城月ら（2009）は，SESが高い信頼性を示し，SFNEと中程度の正の相関を示し，基準関連妥当性を有することを報告している。SESは，スピーチ課題の直前に測定された。

Speech Perception Questionnaire（以下SPQとする；Rapee & Lim, 1992）

　スピーチ場面での自己評価の測定に，SPQを用いた。SPQは，17項目5件法であり，合計得点が高いほどスピーチ課題の自己評価が否定的であることを意味する。SPQは，スピーチ場面のパフォーマンスについての自己評価を測定する尺度として，広く用いられている。SPQはスピーチ課題に対する自己評価の歪みを測定する構成概念妥当性や，高い内的整合性を備えていることが報告されている（Rapee & Lim, 1992）。日本語版SPQは，城月ら（2010）により作成され，内的整合性，併存的妥当性，自己評価と他者評価の歪みに関する構成概念妥当性が示されている。SPQは，スピーチ課題の直後に測定された。

■主観的不安

　スピーチ中の主観的不安を測定する指標として，Subjective Units of Distress for anxiety（以下SUDとする）を測定した。本研究では，参加者に0から100でスピーチ前の不安の評定を求めた。なお，最も不安の高い状態を100，最も不安の低い状態を0として，評価を求めた。SUDは，スピーチ課題の直前に測定された。

■手続き

　スピーチ課題については，SAD患者に対する認知行動療法プログラムの3回目のセッション時に行われた。スピーチ課題は，2分間の課題の準

備，質問紙の記入（SES・SUD），3分間のスピーチ，質問紙の記入（SPQ・SUD）の順で行われた。

準備期は，課題について2分間参加者が何を話すのかを考える時間であった。なお，スピーチ課題の内容は，実験参加者が自由に設定することができた。これらのスピーチ課題の内容や手順は，Rapee & Hayman（1996），Rapee & Abbott（2007），城月・野村（2012）のものに準じた。なお，本研究は，東海学院大学（著者の前所属機関）研究倫理委員会，武蔵野大学人間科学部研究倫理委員会において承認を得た上で実施した。

■**分析方法**

構成したモデルの分析には，パス解析を用いた。パス解析は，各パスの直接的な影響や間接的な影響を示すことができ，モデルがどの程度データを反映しているかの適合度について明らかにできることが特徴である。分析には，SPSS ver. 22.0 for windows および AMOS ver. 22.0 for windows を用いた。また，適合度指標として，Goodness of Fit Index（以下 GFI とする），Adjusted Goodness of Fit Index（以下 AGFI とする），Root Mean Square Error of Approximation（以下 RMSEA とする）を用いた。GFI や AGFI は，一般に .90 以上であれば当てはまりが良い（Crowley & Fan, 1997）。また，RMSEA は .05 以下であれば当てはまりが良く，.10 以上であれば当てはまりが悪いとされている（豊田，1998）。

■**構成するモデル**

本研究では，3つのモデルを構成し，適合度について比較検討を行った。第一に，城月・野村（2012）により大学生を対象に検討されたモデルである。このモデルでは，特性的な他者からの否定的評価の恐れがスピーチ場面におけるコストバイアスに影響を与えるものとして，SFNE から SES のパスが構成された。さらに，SES から直接 SPQ に影響する経路と，SES が SUD を介して間接的に SPQ に影響する経路を想定され，FNE から SES を経由して SUD に影響する場合と，FNE から直接 SUD に影響す

る経路を構成し，スピーチ課題前の不安感情へ影響することが明らかにされた。そのため，本研究ではまずこのモデル（Model A; Fig. 4-1）を再度検討することとした。

　第二に，各指標の直線的モデルである。各要因が時系列的に影響することを想定したモデルで，SFNE, SES, SUD, SPQ の順に影響を与えるパスの可能性が考えられる。そこで，この直線的モデル（Model B; Fig. 4-2）について検討することとした。

　第三に，Model A において，SFNE から SUD への直接パスを考慮しない場合のモデルである。このモデルでは，SFNE が SES に影響を与え，その後に SES から直接 SPQ に影響する経路と，SES が SUD を介して間接的に SPQ に影響する経路により構成される。Model A と異なり，本モデル（Model C；Fig. 4-3）では SFNE は認知面のみに影響を与え，状況特異的認知である SES によって SUD や SPQ が影響を受けることが想定されている。これは，特性的な認知である他者からの否定的評価の恐れ

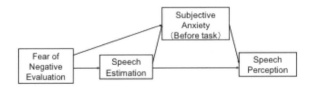

Fig. 4-1 Model A

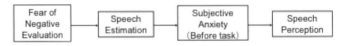

Fig. 4-2 Model B

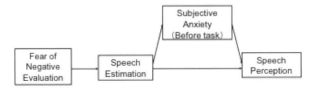

Fig. 4-3 Model C

(SFNE) が不安を喚起するよりも，スピーチ課題前の認知（SES）が不安に直接関係していると仮定しているためである。

なお，これらの一連の指標はエクスポージャーの進行に合わせて，時系列に測定された。本研究では，これらの各変数の関係性について検討を行うため，パス解析を用いた。

結果

記述統計量について，Table 4-1 に示す。また，各尺度間の相関係数について算出したところ，SFNE と SUD，SPQ との相関を除き，各尺度間に有意な中程度の正の相関が認められた（Table 4-2）。

さらに，Model A・B・C についてパス解析を行った。これらの適合度指標について Table 4-3 に示す。各モデルの適合度指標を比較したところ，Model B は先述の適合度指標の示すあてはまりが最も悪かった。Model A と C について比較したところ，Model A においては AGFI の値が良好ではなく，Model C のほうが，総合的に適合度のあてはまりの良いことが示唆された。そこで，本研究においては Model C を採用し，各パス係数についても検討をすることとした。パス係数については，おおむね他の変数へ中程度の正の影響が認められた（$ps<.01$; Fig. 4-4）。ただし，SUD から SPQ へは有意なパスが認められなかった（$\beta=.10, p=.50$）。

Table 4-1
The means and standard deviations of each measure

	Mean	SD
SFNE	48.66	7.92
SUD	82.84	16.26
SES	28.77	5.70
SPQ	40.84	10.45

Table 4-2

The correlation coefficients among each measure

	SFNE	SUD	SES
SUD	.15		
SES	.33*	.48**	
SPQ	-.03	.32*	.49**

*p<.05, **p<.01

Table 4-3

The fit indices of each model

	GFI	AGFI	RMSEA
Model A	0.97	0.71	0.19
Model B	0.90	0.68	0.23
Model C	0.97	0.85	0.08

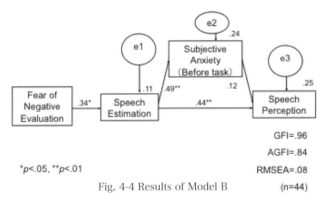

*p<.05, **p<.01

Fig. 4-4 Results of Model B (n=44)

考察

　本研究で構成されたモデルは，得られた適合度指標から，Model C が最もあてはまりの良いことが認められた。本モデルでは，パス係数の値から，スピーチ場面でのコストバイアスが先行して活性化し，不安感情や否

定的自己評価に影響していることが認められた。一方，不安感情から自己評価へのパス係数は有意な値が認められなかった。そのため，スピーチ場面のエクスポージャーにおいて不安感情と自己評価の低減を進める際には，それぞれに応じた介入を進めることが必要となる可能性が示唆される。そこで，本モデルで示された2つの経路について以下に考察する。

　第一に，他者からの否定的評価がコストバイアスに影響し，不安感情に至る経路についてである。本モデルの構成では，スピーチ場面でのコストバイアスは，他者からの否定的評価の恐れによって活性化されている。さらに，コストバイアスが課題前の不安感情を高めている。そのため，スピーチ場面での一連のプロセスにおいて，コストバイアスは不安感情を高める要因であることが認められる。これらのプロセスは，城月・野村（2012）により明らかにされたプロセスと同様であり，SAD患者においてもスピーチ場面でのコストバイアスが不安を高めることが認められたといえる。

　不安感情の低減には，従来のSADにおける認知行動療法では，エクスポージャーを進めることが有効となる。本モデルでは，スピーチ課題前のコストバイアスが直接不安感情に影響をしていた。そのため，エクスポージャーを進める際に，この認知の低減が促されることが不安感情の低減に有効である可能性がある。SESの項目には，「どう話をしていいか分からない」・「焦って失敗すると思う」といったものがある。スピーチ課題実施前に，これらの認知を客観視することが促進されれば，コストバイアスが低減する可能性があるといえる。

　第二に，コストバイアスが，直接否定的自己評価に影響する経路についてである。他者からの否定的評価の影響を受け，スピーチ課題前のコストバイアスが活性化し，スピーチにおける否定的自己評価が影響を受けていると考えられる。これは，スピーチ課題に関するコストを高く見積もることによって，結果としてパフォーマンスの自己評価が否定的になることを意味する。同様のプロセスについては，城月・野村（2012）においても認められている。つまり，SAD患者においては，課題前のコストバイアスが低減することによっても，自己のパフォーマンスの評価が改善する可

能性がある。SES において，スピーチの評価に関係する項目には，「話をした結果，自分の評価を下げる」・「自分の欠点を探されていると感じる」などがある。これらの認知の現実的検討を進めることでコストバイアスが低減し，スピーチ後の自己評価の改善が促される可能性があるといえる。

　本研究に関する限界と展望について，以下に述べる。第一に，縦断的な検討の必要性が挙げられる。本研究では，1回のスピーチセッションにおけるコストバイアスの不安感情と自己評価への影響を明らかにした。今後の検討では，本研究で明らかにされたモデルが，治療後にどのような関係性を示すのかについて検討することで，実際の改善効果が明らかになると考えられる。

　第二に，コストバイアスに対する実際の介入の効果の検討である。一般に不安感情の低減は，エクスポージャーを繰り返すことでも効果がある。同様に，エクスポージャーのみでも自己評価やコストバイアスが変容する効果も期待される。本研究で指摘した，スピーチ課題前のコストバイアスへの介入の併用が，エクスポージャー単独の効果とどのように異なるかについては，今後比較検討を行うことが求められる。これらに加え，具体的なコストバイアスに対する認知的介入について，どのような方法が効果的であるのかについても検証することが求められる。

　第三に，本研究で取り上げていない認知的要因との検討の必要性である。例えば，Hofmann & Otto（2008）のモデルで示されているような，注意や不安のコントロール感などの複数の要素を考慮することで，より総合的な理解ができると考えられる。

　第四に，SAD のサブタイプによるモデルの当てはまり具合の違いを考慮する必要性が挙げられる。本研究では回避性パーソナリティ障害のアセスメントは行っていない。回避性パーソナリティ障害については，SADとの関係性が指摘されており，より重症化したケースが多いことから，今後の研究においては，その影響を検討することも必要である。

◦第5章◦

集団認知行動療法への参加をもとに復職支援を進めた社交不安障害患者の一事例

A case of
Social Anxiety Disorder patient to
reinstatement
by participating in
cognitive behavior
group therapy

現在のSADに対する認知行動療法プログラムは，治療形態により区分すると，国内外で個人認知行動療法（Individual Cognitive Behavior Therapy; ICBT）と集団認知行動療法（Cognitive Behavior Group Therapy; CBGT）が進められている。ICBTの治療効果は，主にClarkらの研究により効果検討がなされており，治療効果に関して高い効果サイズを示している（Clark et al., 2006; Clark et al., 2003）。一方，CBGTについてはRapeeやHeimberg, Hofmannらによる効果検討が中心であり，こちらも同様に高い治療の効果サイズを示している（Heimberg, et al., 1993; Hofmann et al., 2004; Rapee et al., 2009）。Rodebaugh et al. (2004)は，SADの認知行動療法に関するレビューを行った上で，エクスポージャーと認知的再体制化を主要コンポーネントとした治療が効果的であることを述べている。本邦においては，これまでに陳（2005），Chen et al. (2007)，小林ら（2009）などによりSADのCBGTの効果について報告がなされている。

　また，本邦においては，精神疾患者の休職および復職支援が社会的問題となっている。日本生産性本部（2010）は，上場企業の最近3年間におけるこころの病が増加傾向と答える企業が44.6％であり，横ばいと回答した企業が45.4％であると報告している。これは，2008年次の調査に増加傾向が56.1％だったことと比べると，減少傾向にあることを示している。その一方，横ばい以上の企業は90％であり，依然として多くの企業において高い水準で心理的な問題を抱えるものの多いことが指摘できる。

　うつ病に関しては，認知行動療法の保険適応が認められ，治療や職場復帰の仕組みに関するインフラの構築が積極的に取り組まれている。一方，SADをはじめとする不安障害を呈する休職患者についての職場復帰に関

する報告は，種々の事例があるものの，本邦では多くの症例提示はなされていない。また，現在SADのCBGTにおける個別の症例に関する詳細な報告はなされていないことから，治療上の変容の過程を十分に理解することが求められている。

本実践報告では，CBGTプログラムに参加した休職中のSAD患者の治療経過を報告するとともに，復職に至る過程を報告する。なお，本研究は，東海学院大学研究支援委員会の承認を得た上で行われた。また，プログラム開始前に，対象患者に対して研究説明書をもとに，個人情報保護と研究目的の説明を十分に行い，事前に書面による同意を得た。

事例

■**事例**：対象者は，40歳代の男性A（会社員）であった。
■**主訴**：プレゼンテーション場面での高不安や震えと赤面・勤務している会社内で人目が気になる・周囲の同僚の評価やどう思われているかが不安になる・職場内で常に不安が高い，といったことから職場が苦痛で，社員との交流も回避的となり，休職に至った。そのため，復職と不安症状の改善を求めていた。
■**家族**：実家で母親と2人暮らし。未婚。

■**現病歴**：X-2年の9月頃から新人に対する社内の教育係となり，人前で話す機会が増えた。しかし，あまりうまくできている実感が持てていなかった。また，この頃，プレゼンテーションを行うことが多く，人前に立つ機会が増え，不安を感じることが多くなっていた。その際には，体の震えや赤面，顔がひきつるように感じることが増えていた。業務がうまくいかないことや不安感の高まりの影響もあり，結果として自分が他の社員からよく思われていないのではないかと感じるようになった。「誠実にすれば変わるだろう」と考えていた一方，Aさんは周囲の対応をよそよそしいもののように感じ続けていた。そのため，社員らとの交流を避けるようにな

っていた．A さんは，職場での不安が高くなった頃には，自分自身を「気持ち悪い」や「変なにおいがする」と考えることもあり，周囲に確認することもあった．しかし，周りの社員に聞いてみても「そんなことはないですよ」と言われていた．もともと，A さんは上司の意見に同調することが多かったが，他の社員らはいろいろな意見を持っていて，そのことで社員らとの関係がこじれているのではないかと考えるようにもなった．その結果，社内で自分の行動は否定的に捉えられているのではないかと思い始めた．この頃は，自分の席に戻れず，胸のつかえる感じや他の社員に視線を向けられないことが増え，社内で回避的になることが増えていた．

　それらを経て，X 年 2 月から職場に行くことが困難となり，休職していた．まず X 年 2 月に B クリニックに受診し，医師からうつ病の可能性が伝えられた．しかし，A さんは症状の説明を受けたものの自分の症状と異なると思うところがあり，セカンドオピニオンとして C クリニックを受診した．そこで，医師から SAD に関する説明を受け，自分の症状が SAD であることを認識し，SAD という疾患が存在することを知った．それらを踏まえ，C クリニックから CBGT プログラムを紹介されて，第一著者の所属機関へ来室した．睡眠や食欲などの体調面は，休職後すぐに快調になったということだった．以前に心理療法を受けた機会や精神疾患の既往歴はなかった．体型は小柄で，姿勢は猫背気味であった．

■インテーク時のアセスメント

　SCID（ファーストら，2003）および MINI（シーハンら，2003）の SAD の項目を用いた面接を行ったところ，双方ともに SAD の診断基準を満たしていた．プログラム実施前の質問紙の得点については，LSAS が 82 点（Fear:51 点，Avoidance:31 点），SFNE が 58 点，SCOP が 42 点，SDS が 48 点であった．各質問紙の変容については，Table5-1 に示す．この頃，仕事に復帰できるかどうかを 0 〜 100 で尋ねると，「10 〜 20%くらい」ということだった．各指標の詳細については，後述する．

■調査材料

　SAD症状に関するプログラムの評価として，（1）日本語版Liebowitz Social Anxiety Scale（朝倉ら，2002；以下LSASとする），（2）Short Fear of Negative Evaluation scale（笹川ら，2004；以下SFNEとする），（3）Social Cost / Probability scale（城月・野村，2009；以下SCOPとする），（4）Self-rating Depression Scale（福田・小林，1973；以下SDSとする）を用いた。LSASにより社会的状況の不安と回避，SFNEにより他者からの否定的評価の恐れ，SCOPにより社会的状況のコストバイアス，SDSにより抑うつ症状を測定した。各指標は，高得点ほど症状の悪いことを示す。

　また，エクスポージャーの評価指標として，（1）日本語版Speech Perception Questionnaire（城月ら，2010；以下SPQとする），（2）Speech Estimation Scale（城月ら，2009；以下SESとする），（3）Subjective Units of Distress for anxiety（以下SUDとする）を用いた。SPQによりエクスポージャー時の自己評価，SESによりエクスポージャー時の否定的見積もり，SUDによりエクスポージャー時の不安を測定した。各指標は，高得点ほど症状の悪いことを示す。

■CBGTプログラム

　本事例では，8回からなるSADに対するCBGTが実施された。1回目は心理教育，2～4回目にスピーチに関するエクスポージャー・認知的再体制化・ビデオフィードバック，5～7回目に会話場面を用いたエクスポージャー・認知的再体制化・ビデオフィードバックが実施された。8回目に，プログラムに関するまとめ・スピーチ課題の復習と今後の対策について話し合われた。1カ月後・3カ月後にフォローアップセッションが設けられた。プログラム参加者は，20代女性，30代女性，40代女性，および女性の治療補助者1名と男性の主治療者1名の計5名で構成された。なお，Cクリニックでの投薬と通院が，プログラムと並行して行われた。投薬は，パロキセチン10mg・スルピリド50mg・ロラゼパム0.5mg（以

上，夕食後），およびコランチル1g・スルピリド80mg・ジアゼパム3mg（以上，朝・昼食後・分2）がプログラム中に継続して処方されていた。

経過

■1回目

　X年4月より本CBGTプログラムを実施した。18時からの開始であったが，Aさんは開始時間ちょうど頃に来室した。初回は心理教育のセッションであった。初めに簡単な自己紹介を着席したままで参加者らに求めたが，Aさんは，少しこわばった様子でプログラムに参加したいきさつを話していた。初回は，グループにいる際には，あまり目を他者と合わせる様子がなく，やや視線が下向きであることが多かった。質問されたことなどには，丁寧な対応をしていたが，自発的に話しかけることは少なかった。

　初回セッション時には，SADの維持に関するメカニズムを学ぶとともに，日常の不安場面に関する不安階層表を作成した。Aさんの不安場面のSUD得点は，順に［1］同じ部署の人にこころを開いて対応すること（100点），［2］お客さんや上司の前でのプレゼン（70点），［3］組合や少人数でのディスカッション（70点），［4］初対面の取引先との仕事・打ち合わせ（50点），というものであった（Table 2）。初めの回ということもあり，完全にSADやプログラムの内容に関して腹に落ちたわけではないが，大体は理解できたという感想であった。

■2回目・3回目

　2回目から4回目のセッション時には，スピーチ場面を設定したエクスポージャーを実施した。スピーチ場面は，他の参加者3名と治療者・治療補助者と向かい合って，3分間自由に話をするというものだった。

　初めにスピーチを行った際は，最も緊張したのはスピーチの前で，「話の最中に頭が真っ白になるのではないか」と考えていた。一方，話し始めてからはかえって緊張の度合いは下がったということであった。スピーチ

後は安心感で落ち着くものの,「何か変なことをいわなかったかな」という反すう的認知が生じていた。また,他人にどのように思われたかを気にし始めることもあったそうであった。「実際には考えていたことは起こりましたか」という問いに対しては,「思っていたよりも大丈夫でした」という考えを持つことができていた。また,スピーチの際に視線が下を向くことが多かった。そのため,参加者やスタッフの顔を見ながら,スピーチを行うことを求めた。他のメンバーからは,「落ち着いてお話しされていましたよ」と言葉をかけられていた。

3回目のセッションでは,前回に引き続き,同様のスピーチを行う回であった。前回の時とまったく同じ構成であったが,話す内容について準備をしてきたのかどうかを尋ねたところ,「何を話そうか,ちょっとネタがあるように下調べをしてきました」というような言葉があった。準備した一方で,前回に比べ,少しやり方に慣れたこともあり,実際は成り行きでもスピーチがなんとかなるとも思えるようになったとのことだった。なお,セッション中のSUD,SES,SPQの変化については,Fig. 5-1からFig. 5-3に示す通りである。

■4回目

この回は,スピーチを行ったビデオを観察するビデオフィードバックの回であった。自分の映ったビデオ映像を観察することについては,「非常につらいですね」と話していた。そのため,SUDは初回の80から前回70まで低減していたが,今回は80まで戻っていた。この回は,後でビデオを見ることを意識するあまり,「ビデオを後で見るからうまくやろう」という思いが強く出すぎたということだった。そのせいか,これまでのスピーチよりも話せなくなるような印象を話す前に持っていた,と話していた。実際に,ビデオを見ることに関する意識のために,スピーチ時の不安に関するSUDは,前回に70まで低下したものが,初回のスピーチ時の80まで再度上がっていた。

スピーチ前からそのように「うまくこなさないといけない」と考える様

子が見受けられたため，今まで通り話せばよいことを伝えていたが，実際のスピーチでも固くなっていた。しかし，「ビデオを観察する前に最悪のイメージを思い浮かべ，先ほどのスピーチを他の人が見たつもりで客観的に見るようにしてください。さらに，自分のよいところを探すように，ビデオを見てください」というふうに伝えて観察を求めたところ，「思っていたよりはスムーズに話せていたことが分かりました」という感触を持てたようだった。SPQで測定したスピーチに関する自己評価は，初めの45点から33点まで低下した。これは，城月他（2010）の，一般大学生の社会不安の低群平均点の31.5点に近い程度である。

この頃，職場復帰についてどのような思いであるかについて話を伺ったところ，「そろそろ何とかせねばという思いはあるんですが，まだ職場と具体的な話を進めるのはちょっと，という感じです」という話であった。プログラム内での人との交流やスピーチに関する不安は少し慣れてきたとの報告があったものの，直接会社と何か進展をもたらすような働きかけに

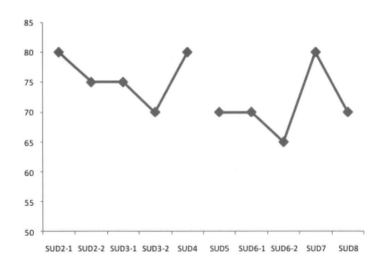

Fig. 5-1 エクスポージャー時のSUDの変化

＊SUD2-1からSUD4まではスピーチ場面，SUD5からSUD8は会話場面における不安のSUDを0から100で評価したものである。なお，100は最も不安が高いことを示す。

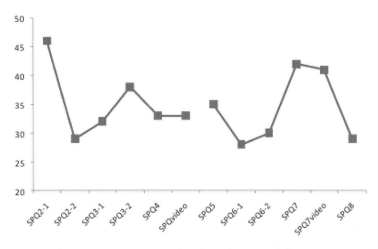

Fig. 5-2 エクスポージャー時のSPQの変化

＊SPQ2-1からSPQ videoまではスピーチ場面，SUD5からSUD8は会話場面におけるパフォーマンスの自己評価を評定したものである。なお，点数が高いほど自己評価がネガティブであることを示す。Videoはビデオフィードバック後の自己評価を示す。

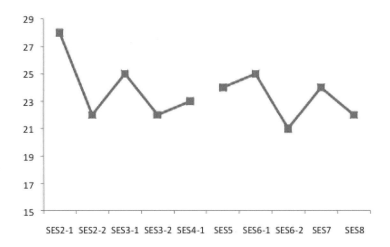

Fig. 5-3 エクスポージャー時のSESの変化

＊SES2-1からSES 4まではスピーチ場面，SES5からSES8は会話場面における否定的見積もりを評価したものである。なお，点数が高いほどがネガティブな評価であることを示す。

Table 5-1 各質問紙と SUD のプログラム前後の変化

	Pre	Post	1 month	3 month
LSAS-Fear	51	36	35	27
LSAS-Avoidance	31	26	26	21
LSAS	82	62	61	48
SFNE	58	52	52	46
SCOP-COST	42	35	35	35
SDS	48	44	40	40
不安階層表の SUD				
［1］同じ部署の人にこころを開いて対応すること	100	90	90	50
［2］お客さんや上司の前でのプレゼン	70	65	60	70
［3］組合や少人数でのディスカッション	70	60	50	50
［4］初対面の取引先との仕事・打ち合わせ	50	50	50	60

は，まだ意欲の高まりがない状態にあった。仕事をしたい気持ちは50％程度で，その一方，「仕事をしなければならない」という思いは70％ほどあり，焦りのほうが高い状態にあった。この際に，職場復帰をする前に，産業医や上司に対してなぜ休職をするに至ったかについて，Aさん本人から詳しく説明がなされていないようであるため，経緯を十分に伝えるよう話し合った。加えて，「今日，ビデオを見るのはちょっとえらかったですねえ」と話していた。

■5回目・6回目

5回目から7回目にかけては，会話を10分間行うセッションを持った。会話を行う際には，進行を取りまとめる司会役を参加者が順番に担当した（本プログラムでは，くじ引きで順番を決めた）。5回目のセッションでは，Aさんは，一方的に話すスピーチに比べて，他の人が何を言っているのかを理解して，適当なタイミングで発言をしなければいけないと考え，それらが難しく苦手かもしれないと感じたとのことだった。

6回目のセッションでは，会話前に「前回の様子を客観的に思い出して，実際はどのように振る舞えるか思いうかべてください」ということを求めた。Ａさんからは，前回に比べ，会話をしている時のほうが自分一人で全て話さなくてもよいので，気持ち的には少し楽です，という話が聞かれた。また，人に任せて何もかもしなくても良いということも実感できたようだった。その一方で，会話は準備ができずアドリブも必要になることから，自分の内面がでてしまう一面もあり，相手にどう思われるかが気がかりになってしまうという報告もあった。

■7回目

　この回は，会話を行うセッションについて，ビデオフィードバックを行う回であった。Ａさんは，今回司会を担当する順番になっていた。そのため，課題前のSUDがこれまでよりも高くなっていた。また，ビデオフィードバックを行う回であったこともあり，これまでよりも少し緊張感が高く，自分のパフォーマンスについてもぎこちなく感じられたと報告していた。その一方で，自分の様子をビデオで観察した際には，「想像していたよりは，まあ良くできているかなあと思います」と，自己のイメージよりも良いパフォーマンスであることを認識していた。

　また，この回までに，休職後初めて会社を訪問し，産業医とこれまでの経緯について面談を行う機会があったと話してくれた。その際に知り合いと廊下ですれ違うことがあり，とても気まずい思いをした，とも報告していた。そのような際は，「会釈をして深い話をする必要はない」という話を治療担当者と事前に行っていて，その場を挨拶程度で済ませることはできたようだった。また，「久しぶりだと，どうしてもいろいろなことを考えて，しばらくぶりに会った人とは気まずい思いをするかもしれませんが，それなりに挨拶をする程度で十分ですよ」と伝えていたが，実際にそのような思いを抱いたそうであった。「今度会った際には，挨拶程度の言葉は交わせそうですか」と伺うと，Ａさんは「前回よりはちょっとは気楽にできると思います」という感触を持っているとのことだった。

■8回目

　今回はまとめの回で最後のセッションであったが，一度復習の形でスピーチを行うよう求めた。その際，Aさんの話の中で，職場への復帰の気持ちを前に進めるために，遠くまで車で4～5日ほど一人旅をしてきた，という話があった。これまでは，「職場に戻らなければならない」という考えのほうが強かったが，上司や産業医と話をじっくり進めてもよいという気持ちになれたようであった。

　全体を通してのAさんの感想として，今まで自分では気がつかなかった点を発見できたことが，自分に対する認識も含め，今後の自己改善に役立つように思ったとのことだった。それらに大きく関与したのはビデオで自分の話しているところを見たことで，自分が考えているよりも普通に話せていることの確認になったと伝えてくれた。

　その一方で，プログラムを実生活にどう生かせばよいかについては，プログラム中に復帰することにならなかったために，実践しきれない部分もあったという感想を持っていた。この点については，プログラム中に復職に向けてのプロセスを事前に話し合っておいたことと，フォローアップセッションがあることから，それらを踏まえて対応を進めてもらうようお願いした。一方，復帰へのふんぎりはつかないまでも，なんとか仕事に行けそうな感じは実感として持てているようだった。この頃，仕事ができそうな感じは70％ほどにまで上がっていた。

■1カ月後のセッション

　X年6月末，プログラム終了から1カ月ほど経過し，Aさんから「会社に行って，これまでよりも安心した環境で仕事ができそうです」と報告を受けた。プログラムを通して，人前で話をすることや，目を見て話すことに関しては，以前よりも抵抗はなくなっているとの話があった。その一方で，会社の中で業務を行うことに関しては，「周りが変に思っているかもしれない」という不安が完全に消えたわけではないと話していた。

復職については，これまでは何について不安を抱いているかを細かく上司に伝えきることができていなかったようであったが，その後の面談にてAさんから上司へ直接SADの症状と，Aさんが感じている不安とその原因と考える社内の状況を詳細に伝えられたようだった。上司からは，「あまり気にせず私に任せておきなさい」と，配慮してもらえる旨話をもらったとのことであった。また，プログラム開始時のうつ症状の程度は，SDSから中程度であることが認められ，本人も落ち込みややる気の減退のないこと・身体的な状態が安定していることを自覚していたが，復帰後は少しスローペースでよいので，仕事のペースを抑えながら復帰してもらうように伝えた。それらを踏まえ，主治医や会社の産業医とも復職に関するプロセスについて，継続して話し合いが進められていた。早くとも，X年7月半ばには復職することになりそう，とのことだった。周りの人の反応は，おおよそ予想できるものであるとのことで，久々の出勤日であっても，なんとか挨拶や業務に関する対応・話し合いはできそうと話していた。仕事への意欲は，80％ほどになっていた。「復帰してすぐの数日は，心身共に負担が大きいので，スロースタートで業務をこなしてください」との言葉に対しては，「そのように心がけます」と話してくれた。

■3ヵ月後のセッション

　X年8月，その後の経過についてのフォローアップセッションを持った。X年7月末より，Aさんは復職の勤務をスタートさせたということであった。上司や周囲の配慮があり，非常に温かく迎え入れてくれている，とのことだった。ただ，「いやに優しくて変な感じもしました」という話もあり，復帰してすぐは半信半疑な思いも抱くことがあった。上司は，「気負わずやってくれ」と声をかけてくれていた。また，周囲の社員も，以前より優しい声かけが多くなっているということだった。「実際に周囲が変わったのか，感じ方が変わったのかどちらでしょうか？」という問いかけには，「どちらもあると思います」という思いを持っているようだった。両隣の社員とは，挨拶だけでなく空き時間に世間話をするようにしている

そうであった。一方，自発的に話しかけるというよりは，どちらかといえばまだ受け身に聞いていた。復職の仕組みとして，復帰後すぐに8時間勤務（ただし残業はなし）となる会社の仕組みがあったため，「体のほうが少しえらい」ということだった。「周りがあくせく業務をこなしているので，少し業務がスローペースの自分は申し訳ない思いもある」と話していたが，「初めは負担なく余裕を残しておけるくらいが良い」ということを心がけてもらうようにしていた。

プログラム当初の不安階層表で示されたSUDについては，（1）同じ部署の人にこころを開いて対応すること（50点），（2）お客さんや上司の前でのプレゼン（70点），（3）組合や少人数でのディスカッション（50点），（4）初対面の取引先との仕事・打ち合わせ（60点），という評価になっていた。（1）の社内の不安は半分にまで低下したが，プログラム後にエクスポージャー時のスピーチのようなプレゼンを行う機会がまだないため，（2）～（4）の場面は「これからの練習ですね」という感触を持っているとのことだった。

考察

本研究の目的は，SAD患者に対してCBGTを実施し，その効果を検討するとともに復職に至る経過を報告することであった。CBGTプログラムの結果，LSASやSCOPなどのSAD症状を測定する質問紙は，プログラム前は高値を示していたが，フォローアップ後に至るまで低下を示していた。LSASは，朝倉ら（2002）の平均点と比較すると，プログラム開始時は重度の値を示していたが，終了時には中程度の値にまで低減していた。Aさんは，実際には周囲から否定的な評価を受けていないにもかかわらず，社内で邪険に思われている懸念を強く抱いていたことから，SAD症状を高めて休職に至っていた。本プログラムを通して，不安や回避などのSAD症状が低減し，復職への意欲を高めることができた。

本ケースの場合，うつ症状は重度の値を示してはいなかったが，プログ

ラム当初の中程度のうつ状態からフォローアップの1ヵ月後にかけて，健常群の平均程度に減弱したことが認められている。これは，復職に至るプロセスが進んでいくことや意欲の高まりと同時に低減していることが分かる。休職のきっかけとなった症状は，社員からの評価や言葉に対する否定的評価の恐れやコストバイアスなどのSADに特有の認知であった。しかし，事例の症状の変容を考慮すると，二次的な抑うつ症状が認められ，復職の妨害要因であった可能性が示唆される。また，周囲の評価に関する被害妄想的な認知や醜形恐怖的な認知が生じていたが，これらはSAD症状が高まるにつれて強くなり，症状の低減に合わせて改善した。そのため，SAD症状により二次的に生じたものであったと考えられる。

　Aさんとは，プログラムの実施中に復職のプロセスを進めることが，不安そのものの低減には効果的かもしれない，と話し合われていた。しかし，実際には会社への復帰に関する抵抗が強く，プログラム中よりもプログラム終結後に復職のプロセスが進むこととなった。これは，動機づけの程度と現実的な復職の手続きが1月単位で進むことなどの兼ね合いから，プログラムの進行と一致しなかったことが理由であった。また，LSASの得点の推移から，プログラムによる効果と復職による効果の双方が認められる。プログラム開始時から直後にかけてLSASの合計点が20点低下し，その後，復職後に13点低下し，最終的に3ヵ月後のフォローアップ時には82点から48点へと低下していた。これは，セッション内のエクスポージャーや認知的再体制化の効果に加えて，復職に伴う現実場面への曝露が進められた影響が考えられる。実際に，主訴場面の社内での不安のSUDは，プログラム前後では100から90への低下であったが，3ヵ月後の復職後には50点へ低下していた。

　また，Aさんの復職がスムーズに進んだ背景には，主治医・産業医や上司の協力や理解が十分にあったことも指摘できる。主治医および産業医は，Aさんの症状について十分なアセスメントを行うとともに，復帰がAさんにとって負担にならないよう，部署内での受け入れ側のサポート体制の徹底に努めていた。また，上司もAさんを問いつめたり復帰後の業務を

過度な質・量にしたりすることなく,心身共に負担にならないよう配慮を行っていた。また,SADに関する理解を深められたことから,部署の社員からAさんへ会話や挨拶をするよう予め準備していてくれたことも分かった。すなわち,Aさん個人内の認知や行動が変容していたことに加え,復帰初期の環境において不安を誘発する要素を可能な限り低減していたことによって,Aさんは無理のない復帰ができたと考えられる。

第6章

会話場面を用いた社交不安に対する集団認知行動療法の効果

The effect of
group cognitive behavior therapy
using conversational situations
for Social Anxiety Disorder

従来の本邦におけるSADの治療プログラム研究では，陳（2005），小林ら（2009）などにより6回構成のCBGTに関する研究報告が認められる。これらの治療では，心理教育やスピーチ場面のエクスポージャーに関する報告がなされてきた。これらに加え，会話場面などのロールプレイを用いたエクスポージャーが，海外のプログラム研究では取り組まれている。そこで，本研究では，8回構成のSADに対する治療プログラムを構成し，その効果検討を進めることを目的とした。なお，本研究は，東海学院大学研究支援委員会の承認を得た上で行われた。

方法

■対象者

　Webおよびパンフレットをもとに参加を希望し，社会的状況での不安・緊張を主訴とする15名に対してインテーク面接を実施した。その結果，日程調整の都合などで参加が不可であった4名を除き，11名（男性3名，女性8名）がプログラムに参加した。そのうち，女性1名が1回目のセッション後に参加の取りやめを申し出た。その結果，10名（平均年齢33.10歳，SD=9.12）がプログラムを完遂した。なお，［1］うつ症状の高いもの，［2］自殺の危険性が高まっているもの，［3］クラスターBパーソナリティ障害，［4］統合失調症，にあてはまる場合は，プログラムの対象から除外され，医療機関での治療を別途案内することとした。

■プログラム

　本プログラムでは，プログラム前にインテーク面接を行うとともに，研

```
* 介入を行う前に
  インフォームドコンセントセッションを実施

1. 心理教育
2. スピーチのエクスポージャー
3. エクスポージャーと認知的介入
4. ビデオフィードバック
5. 会話場面のロールプレイ
6. 会話場面と認知的介入
7. ビデオフィードバック
8. プログラムのまとめ
```

Fig. 6-1 介入プログラムのアウトライン

究に対するインフォームドコンセントを実施した。その際に，同意が得られたもののみに参加を求めた。

プログラムは，1回目に心理教育，2回目から4回目にスピーチ場面のエクスポージャー，5回目から7回目に会話場面のエクスポージャー，8回目にプログラムのまとめを行った。なお，4回目と7回目には，エクスポージャー場面に関するビデオフィードバックを実施した。また，エクスポージャーに加えて，認知的介入を併用した。認知的介入では，注意トレーニング，コストバイアスの変容を行い，加えて回避行動の修正についても実施された。プログラムのアウトラインについて，Fig. 6-1 に示す。

■調査材料

SAD 症状に関するプログラムの評価として，[1] 日本語版 Liebowitz Social Anxiety Scale（朝倉ら，2002；以下 LSAS とする），[2] Social Cost / Probability scale（城月・野村，2009；以下 SCOP とする）を用いた。LSAS により社会的状況の不安と回避，SCOP により社会的状況のコストバイアス，を測定した。各指標は，高得点ほど症状が悪いことを示

す。

　また，エクスポージャーの評価指標として，［１］日本語版 Speech Perception Questionnaire（城月ら，2010；以下 SPQ とする），［２］Speech Estimation Scale（城月ら，2009；以下 SES とする），を用いた。SPQ によりエクスポージャー時の自己評価，SES によりエクスポージャー時の否定的見積もりを測定した。各指標は，高得点ほど症状の悪いことを示す。

■分析方法

　第一に，プログラムによる症状の変化を明らかにするために，対応のある t 検定を行った。第二に，治療効果のサイズを明らかにするために，Cohen'd を算出した。算出の方法は，Cohen（1987）にならった。

結果

　まず，各指標について，治療前後で比較検討を行った。各尺度について，プログラム前後で値を比較検討するために，t 検定を行った結果，LSAS, SFNE, SPQ, SES の SAD 症状を測定する指標が，有意に低下していた（順に，$t(9)=2.42, p<.05; t(9)=3.65, p<.01; t(9)=2.34, p<.05; t(9)=3.28, p<.01$）。

　さらに，治療の効果サイズを明らかにするために，Cohen's d を算出した。Cohen（1987）は，この値について，0.2 以下を低程度，0.8 以下を中程度，0.8 以上を高い効果が認められるとしている。

　分析の結果，LSAS は，0.98 という高い値が認められた（Table 3）。LSAS の中で，不安を測定する LSAS-Fear については，1.05 の値が得られた。また，SCOP については 0.75，LSAS-Avoidance については 0.76 という中程度の効果サイズが得られた。エクスポージャー中の指標である SES と SPQ については，それぞれ 1.05 と 0.97 という値が認められた。

考察

分析の結果,本プログラムの実施により,SAD症状の低減が認められた。これらの変化は,治療効果のサイズとしては中程度から高いものであることから,症状の改善に有効であったと考えられる。また,従来のSADの治療プログラム研究では,LSAS-Fearについての効果サイズが,陳(2005)の6回のCBGTでは0.75,Herbert et al. (2002)の6回のCBGTでは0.41であった。本研究の8回構成のプログラムでは1.05の値が得られたが,回数を増加させたことと会話場面のエクスポージャーを加えたことによる効果があったと考えられる。

一方,本研究は,治療完遂者が10名と対象者を十分に確保ができなか

Table 6-1 各尺度の記述統計量と t 検定・効果サイズ

	Pre	Post	t-value	Cohen's d (95% CI)
LSAS-Fear	43.10 (12.80)	31.12 (9.75)	2.42*	1.05 [0.05 , 2.06]
LSAS-Avoidance	34.00 (12.72)	25.12 (10.38)	1.78 †	0.76 [-0.21 , 1.74]
LSAS	77.10 (23.84)	56.25 (18.57)	2.22*	0.98 [-0.02 , 1.97]
SCOP	40.40 (6.69)	34.86 (7.94)	1.52	0.75 [-0.22 , 1.73]
SPQ	36.90 (9.88)	29.00 (5.98)	2.34**	0.97 [-0.03 , 1.96]
SES	29.20 (6.27)	23.38 (4.74)	3.28**	1.05 [0.05 , 2.05]

† p<.10, *p<.05, **p<.01

った。そのため，t検定においては有意な違いが認められない指標もあったが，効果サイズにおいては，中程度から高い効果のあることが明らかにされた。例えば，城月（2012）で示された6回構成のSADに対する個人認知行動療法プログラムでは，LSAS-Fearは0.57，SCOPは0.79という効果サイズが認められていた。本研究では，LSAS-Fearは1.05，SCOPは0.75であった。これらの値を比較すると，集団療法の形態でもSADの認知的側面の変容が認められ，不安症状の変容も十分に高いことが分かる。そのため，SADの介入プログラムとしての治療効果は，十分に認められたと考えられる。また，ドロップアウト者は1名であったことから，参加についての困難さは低かった可能性があると考えられる。しかし，治療効果の特定を進める上では，より多くの対象者に実施し，安定した結果を得ることが求められるといえる。

　これらの知見を総合すると，CBGTにおいては，スピーチ場面や会話場面など，複合的なエクスポージャー場面を活用することによって，不安症状の変容を高めることができるといえる。集団療法では，実際に多くのスピーチの聴衆をおくことや，複数人で会話を実施することが可能である。そのため，より現実場面に近い状況設定ができるため，治療効果の般化の可能性が高いと示唆される。一方，認知的側面については，双方とも効果が得られるが，個人療法の形態のほうが比較的治療効果が良好である。そのため，集団療法の実施運営においては，クライエントのニーズや主訴に応じて治療形態やプログラムの導入を的確に進め，認知の変容を進めることが求められると考えられる。

　本研究を踏まえ，以下の2点について指摘することができる。第一に，会話場面のエクスポージャーのSAD治療への有効性である。本研究では，10分の会話場面を中心としたエクスポージャーの実施を進めた。SAD治療では，スピーチ場面を中心に，不安症状の改善が取り組まれる。本研究で実施した会話場面は，スピーチのように一人で話を続ける状況と異なり，複数人での交流を必要とする。この状況の違いを考慮して，2つの場面を取り入れることで，高い治療効果が得られた。そのため，複数の場面を導

入してより現実場面での治療の般化を図ることが有効であるといえる。今後は，これらの場面に加えて，注視される場面での書字場面や，認知的介入の効果向上などを進めることが求められるといえる。

　第二に，集団療法の効果の提示である。本研究では，集団療法の形態によって，プログラムを実施した。本研究の結果からは，集団療法において，不安症状の低減についてより効果的であることが認められた。これは，集団の凝集性やより現実的な社会的状況の設定によるものでもあると考えられる。欧米のプログラム研究の実施においては，集団療法に限らず個人療法でも高い効果が得られている。一方で，個人療法による治療の提供もその充実が期待されることから，今後は双方の治療の効果検討をさらに進めることが必要であるといえる。

　また，これらに加えて，本プログラムでは地域貢献に寄与できたことも指摘できる。本研究で実施したSADに対するCBGTプログラムは，実施機関付近の施設では実施されておらず，SAD治療のニーズに応える点において取り組むことができた。また，実際に参加者の症状の改善や満足度も高い。そのため，本プログラムを広く実施することにより，症状の改善を希求するクライエントに対して，効果の示されたプログラムを提供することができる。

　一方，本研究に関する限界についても指摘できる。第一に，本研究では，ウェイティングリスト群が設定されなかった。そのため，厳密な対象群との比較検討がなされていない。今後の検討では，ウェイティングリスト群との比較や薬物療法との効果比較を行い，治療効果の検討を進める必要がある。また，サンプル数についても十分に確保することが求められる。第二に，フォローアップデータに関してである。本研究では，長期的な効果の維持に関して検討を行っておらず，プログラム全体としての効果については今後の検討の余地が残されている。第三に，治療形態や技法の効果比較である。本研究では集団療法の形態によりプログラムを実施したが，SADでは個人療法でも治療効果が認められている。そのため，これらの治療形態間での効果を比較することや，治療効果の異同について比較検討

を進めることも求められると考えられる。

第7章
社交不安症に対する個人認知行動療法プログラムの効果

The effect of
individual cognitive behavior therapy
for Social Anxiety Disorder

● 第7章 ●

　社交不安症の心理療法では，認知行動療法を中心にその効果が認められている。認知行動療法プログラムでは，エクスポージャーや認知療法が取り入れられるが，その際の認知面の変化を的確に理解することが重要であるといえる。エクスポージャーの際には，課題実施前後の否定的認知やネガティブな自己評価が特徴的であり，これらの変容を促進することが重要である。

　これらを踏まえ，第6章においては，CBGTの効果について検討を行ったが，本研究では，社交不安症に対する個人認知行動療法を行い，その効果検討を行った。本プログラムにおいては，セッション内でスピーチエクスポージャーを行い，その自己評価の変容について検討を行った。これらの結果を示し，SADにおける個人CBTの効果について検討を行う。なお，本研究については，武蔵野大学人間科学部研究倫理委員会において承認を得た上で実施した。

方法

　参加者は，研究参加に同意が得られた心療内科に通院中のSAD症状を呈する外来患者であった。個人認知行動療法プログラムは，8回構成であり，心理教育・認知療法・スピーチエクスポージャー・ビデオフィードバックから構成された（Table 7-1）。スピーチ課題は3分であり，ビデオカメラに向かってスピーチを行った。なお，話す内容は自由に決めることができた。本研究では，プログラムを完遂した22名（男性12名，女性10名，平均年齢＝31.23歳，SD=9.97）を分析対象とした。なお，スピーチ課題については，プログラム内で初めて実施したスピーチと最後に実

施したスピーチを比較検討した。除外基準は，第6章と同様であった。

■**調査材料**

調査材料は，CBGTと同様の指標を用いた。SAD症状に関するプログラムの評価として，[1]日本語版 Liebowitz Social Anxiety Scale（朝倉ら，2002；以下LSASとする），[2] Social Cost / Probability scale（城月・野村，2009；以下SCOPとする）を用いた。LSASにより社会的状況の不安と回避，SCOPにより社会的状況のコストバイアス，を測定した。各指標は，高得点ほど症状が悪いことを示す。

また，エクスポージャーの評価指標として，[1]日本語版 Speech Perception Questionnaire（城月ら，2010；以下SPQとする），[2] Speech Estimation Scale（城月ら，2009；以下SESとする），を用いた。SPQによりエクスポージャー時の自己評価，SESによりエクスポージャー時の否定的見積もりを測定した。各指標は，高得点ほど症状の悪いことを示す。

Table 7-1 SADプログラムの構成
＊介入を行う前にインフォームドコンセントを実施

1回目	心理教育	
2回目	認知療法	
3回目	スピーチエクスポージャー	＊スピーチ初回
4回目	スピーチエクスポージャー	
5回目	ビデオフィードバック	
6回目	ビデオフィードバック	
7回目	認知再構成	
8回目	まとめ　＊スピーチ最終回	

Table 7-2 各指標のプログラム前後の変化

	Pre		Post		t-values	Cohen's d (95% CI)
	平均値	標準偏差	平均値	標準偏差		
LSAS-Fear	44.18	15.18	32.64	12.91	4.43**	0.82 [0.19, 1.45]
LSAS-Avoidance	37.32	16.62	24.27	16.63	4.92**	0.78 [0.15, 1.42]
LSAS	78.73	31.58	56.91	27.81	5.13**	0.73 [0.10, 1.36]
SCOP-cost	42.77	7.80	36.23	7.85	5.34**	0.84 [0.20, 1.47]
SES	27.55	7.06	21.55	7.06	4.48**	0.85 [0.21, 1.49]
SPQ	38.00	6.46	30.91	8.09	4.22**	0.97 [0.33, 1.61]

**$p<.01$

結果

　対応のあるt検定の結果，各指標について有意な低減が認められた（LSAS; t（21）=5.21, p<.01; SCOP: t（21）=5.34, p<.01: SES; t（21）=4.22, p<.01; SES; t（21）=4.74, p<.01; Table 7-2）。これらの要因についての効果量（Cohen's d）については，LSAS:0.73, SCOP:0.84, SES:0.85, SPQ: 0.97と全体に中程度から高い効果を示した。

総合考察

　分析の結果，本研究のプログラムについては，社交不安に関する症状について中程度以上の効果が認められた。本プログラムにおいては，スピーチ課題を重点的に実施することで，課題前の否定的見積もりや課題に関する自己評価についての変容が認められた。個人認知行動療法プログラムの形態で，治療者以外の他者のいない形でのスピーチ課題であったが，認知面は十分に変化していたといえる。

プログラムについては，各指標について全体に高い効果を示す傾向にあった。本プログラムではコストバイアスの変容について取り扱い，スピーチエクスポージャーに関するコストバイアスである SES や，SCOP についても高い効果を示していた。具体的には，スピーチ前後に客観的に状況や自己の思考を認識することについて取り組んだ。これらによって，過度に脅威的に社会的状況を捉える思考が低減した可能性がある。

　一方，LSAS の低減は中程度の効果が認められたが，従来の 12 回から 16 回で構成される CBT プログラムよりも効果は低いものであった。本プログラムは 8 回から構成されていたため，介入の回数が少なく全体の改善が小さくなった可能性がある。一方，コストバイアスやスピーチに関する自己評価などの認知面に関する指標については，高い効果が認められ，個人 CBT に関する認知面の変容の有効性が認められた。SCOP の変化は 8 回構成の CBGT よりも高い効果サイズであった（Table 7-3）。CBGT においては，集団の特性を活用したエクスポージャーや状況設定が可能であり SPQ などのエクスポージャーに関わる指標の変化が大きかった。一方，個人 CBT においてはそれぞれの特徴や困りごとに応じた取り組みが可能であるため，個々に特異的な認知に対しても効果的に働きかけることがで

Table 7-3　8 回構成の個人 CBT と CBGT の効果サイズの比較

	Cohen's d (95% CI) 個人 CBT	Cohen's d (95% CI) CBGT
LSAS-Fear	0.82 [0.19, 1.45]	1.05 [0.05, 2.06]
LSAS-Avoidance	0.78 [0.15, 1.42]	0.76 [-0.21, 1.74]
LSAS	0.73 [0.10, 1.36]	0.98 [-0.02, 1.97]
SCOP-cost	0.84 [0.20, 1.47]	0.75 [-0.22, 1.73]
SES	0.85 [0.21, 1.49]	0.97 [-0.03, 1.96]
SPQ	0.97 [0.33, 1.61]	1.05 [0.05, 2.05]

き，SCOPが変化したと考えられる。なお，双方のプログラムは，RCTではなく別個に取り組まれた研究プログラムであったため厳密な比較検討を行うことは難しい面がある。また，サンプル数の違いがあることについても，限界点の1つであるといえる。その一方で，双方のプログラムの効果の特徴について示すことができたと考えられる。

本研究では，個人面接と集団療法の形式によるCBTプログラムが実施され，双方に独自の効果があったことが示唆される。近年では，Internet-based CBTプログラム（ICBT）の効果や，マインドフルネス心理療法の効果についても実践や報告が増えつつある。本邦においても，従来取り組まれているCBTプログラムに加え，さまざまな形態のCBTや心理療法が実施されていくことが求められる段階にあるといえる。その結果，多くのクライエントに最適な治療が提供されると考えられる。

本書においては，認知や行動に関連する要因の心理学的影響や，認知行動モデルを概説し，認知行動療法の効果を中心に報告を行った。それら以外にも，考慮すべき要素は何点かある。認知行動療法をはじめとする心理療法を進める際には，認知や行動面の特徴をはじめとする個人の心理学的要因を十分に理解することに加え，背景にある要因の影響についてもアセスメントすることが求められる。これらのいくつかの要素については，Fig. 7-1 にとりまとめている。例えば，家族や社会的なソーシャルサポートはどのようなものであるかについても，重要な要素であるといえる。家族はホームワークを行う上での助けになる立場でもあり，生活の安定に家族の働きかけが有効になることも多い。職場や学校などの環境的要因が安定しているのであれば，クライエントが支援を得られることも多くあると考えられる。また，就労や経済的要因，生活背景などが間接的に個々の健康状態に関与している可能性についても考慮をする必要がある。生活基盤の安定の程度は，治療の進展にも影響し得る。経済的な状況に問題があれば，治療に定期的に通うことの難しさがある場合もあり，SAD治療とは別の社会的援助が必須となる場合もあり得る。さらに，併発疾患によっては，CBTプログラムの理解や効果を十分に得られない場合や効果が出る

までに時間を要することもあり得る。心理的な特徴に加え，生物社会的な特徴を理解した上で，個々に合わせた治療を進めることが重要であるといえる。

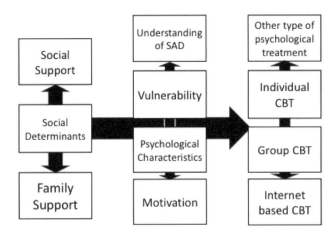

Fig. 7-1　SADに関する治療と背景要因

第8章

治療プログラムに関するアイデアとガイド

The ideas and guides
for treatment programs
of present cognitive behavior therapy

●第8章●

　本章は，これまでの章とは異なり，本書で実施された CBT プログラムの実践的な部分について，解説を行う。

　国内外において様々なプログラムが実施されているが，ここで紹介する内容については，実践応用する上で本書をお読みの読者の方々が咀嚼された上で，オーダーメイドしていただくことが良いのではないかと考えられる。プログラムをそのまま実践しても良いクライエントもいれば，個別の事情や困りごとに合わせて柔軟に応用させたほうが良いクライエントもいらっしゃる。現場で実践する際には，エビデンスベイスドの部分はいったん頭の片隅にしまっておき，クライエントの置かれた状況や日常を考えながら治療としての予測を立てていただくのがよいかもしれない。

　なお，本研究では8回のプログラムを実施しているが，国内外でより多くの回数を行うプログラムもあれば，少ない回数のものもある。本プログラムは継続に関する負担やプログラム構成の事情などの総合的な観点から8回としているが，プログラムとして実施をする際には目的や機関における事情を考慮して，オーダーメイドしていただくことが望ましいかもしれない。日常の臨床活動で実践されている方々には当然のように感じられることも多いかもしれないが，本書のこれまでの実践を補足する形で以下の通り取りまとめたいと思う。

　SAD に関する認知行動療法的アプローチにおいて重要なことは，①動機づけを高めて治療の継続・ドロップアウトを低減すること，②エクスポージャーを確実に遂行し，積み重ねていくこと，③ネガティブ認知にとらわれず客観的な認知を持つことができるようになること，④自己の感情や心身の状態をコントロールできるようになること，⑤回避がなくなり日常

の生活の充実度が上がること，などが挙げられる。

　平たい言い方をするなら，①やる気を高く保つ・やる気の変化に対応する，②苦手な場面を体験して感じ方が変わる，③恐れにつながる考えがやわらぐ，④自分で気持ちや体の状態の調整ができる，⑤やりたいことができ行きたいところへ行けるようになる，などに置き換えることもできる。

　SADに関する症状でお困りの方は，本書でもふれた通り，治療に至るまでの時間を要するだけでなく，エクスポージャーやビデオフィードバックについては，強い負担や抵抗を抱くクライエントもいる。その一方で，十分な動機を持って取り組むことができるならば，ドロップアウトすることなく課題を完遂し，変化を得ることができる。そのために，初回の面接からエクスポージャーの導入までの初期の段階では，慎重かつ的確に進められる必要があるともいえる。治療者に対して信頼感がある・協同的関係が早期に築かれることは，極めて重要であるといえる。そのためには，クライエントの価値観や世界観を共有して相互交流がなされることが欠かせない。

　また，クライエントが治療者に遠慮をして本音や疑問点を伝えられず，十分に解消できていないケースや，自己の主張を明確かつ正確に伝えきれていないケースがある。クライエントの立場に寄り添うことを意図して，丁寧な聞き取りを行うことも肝要であるといえる。

　その他，クライエントの併発する症状や特徴を理解することが求められる。具体的には，抑うつ症状，発達に関する問題，統合失調症，パーソナリティにおいて考慮すること，学校や就労における特徴的な出来事（例えば不登校や休職），家族や生活の背景・生活習慣，身体疾患の存在，専門的な治療歴，などである。これらは，スキーマに影響することもあり，現在の行動様式に関与している場合もある。さらには，人となりを理解する上では，趣味や嗜好，ストレスコーピング，休日の過ごし方などを知ることが有効なこともある。

　また，エクスポージャーや認知的再体制化を進める際には指示的になりがちなこともある。基本的には，クライエントの動機づけやCBTに対するレディネスなどを考慮しながら，感情の状態を理解しつつ，その心情に

寄り添い，協同的であることに努める必要がある。

■1～2回目
心理教育・認知的再体制化

心理教育においては，①クライエントにとって社会的状況がどのようなものであるかを理解すること，②各状況において，どのような認知が働いているのかを明確にすること，③回避行動の特徴と傾向を理解すること，④直面する困りごとは何か，⑤潜在的かつ顕在的な併存する問題を理解すること，⑥問題とされることがいつからどのように続いているかの理解，が重要となる。

①に関しては，主訴にあたる部分と関係し，多くの場合本人が詳細に述べることができる。これらを不安階層表にまとめることにより，構造化して視覚的にクライエントと治療者の双方理解ができるようになる。それに加え，場面・状況について段階的に日常で取り組んでいけるのかや，個人の日常の様子を明らかにすることができる。普段のクライエントの状態について，文字や図式化を通して客観的に理解を進めることが効果的である。中には明確に説明することがなされず，自覚的ではない状況もあるため，治療者が例示するなどすることもある。

また，主訴を中心とする不安を喚起する状況以外にも，職場や家族，人間関係や発達に関わる要因などが重なり合って，背景で間接的に関与する要因についても整理や理解をする必要がある。これらについては，プログラムの中で取り扱える範囲は限定されるかもしれないが，クライエントに影響を与える環境的な要素として認識する必要があるものも多い。

■3～4回目
セッション内でのエクスポージャー

セッション内でのエクスポージャーは，個人面接であればビデオ録画を

用いたスピーチは有用であり，集団療法であればビデオ録画を行うスピーチに加え会話やある状況のロールプレイを用いることができる。個人と集団での曝露による不安喚起の程度については議論の余地があるが，個人面接で他者のいない場合でのスピーチによっても，ビデオ録画を行うことや状況の設定・イメージを用いることで不安感情やネガティブ認知を喚起することができる。

　例えば，教師であるクライエントは授業を行うことには習熟しているため，立って聴衆に向かい話をすること自体に不安や支障を感じないかもしれない。一方，社交不安の対象が教職員や近所の人々であるなら，その人々と関わりを持つ状況設定やイメージを用いることにより，ホットな思考や感情をセッション内で呼び起こすことは可能となる。

　エクスポージャーを行う際には，実際の曝露状況の前後で生じている思考，感情，生理的反応について明確化することが重要である。例えば，『うまく話をできずに，かたまってしまったり真っ白になったりする』と考えるクライエントがいた場合，エクスポージャーを続けることでどのような変化が起こってきているかを認識することで，自己の変化の理解を深めることができる。スピーチをするときに立った状態で，体のこわばりの感じ方が変わったり，これから自分がとる行動の予測がつきうまくできたと感じられたりすることで，不安感情やその次の振る舞いを改善することにつながる。1回や数回で顕著に低減する場合もあれば，各回のパフォーマンスやその日の心身の状態に左右されることもある。いずれの場合でも，自己評価と客観的評価にギャップがあることを理解することが重要となる。

ホームワークでの現実エクスポージャー

　ホームワークでは，心理教育で作成した不安階層表をもとに，日常場面で実施するホームワーク場面を協同で検討することが重要になる。SADに関するホームワークでは，他者の存在や他者からの評価に関わる状況を考慮する必要がある。さらに，不安を喚起する状況であることに加え，ク

ライエントが失敗よりも充実・成功した経験と感じられることが大事になる。

　視線に恐怖を感じるクライエントであれば，電車やバスなどの公共交通機関などで他者がどのようなところに視線や意識を向けているのかを実際に確認することがある。多くの人は，携帯電話・スマートフォンなどを見ていることが多く，他者の存在について無頓着なことが多い。人込みや雑踏においても，第3者に対して多くの人は関心や注目を行わないことがほとんどである。現実にそれらの事態を体験することで，自分の考えや生理的反応はイメージしていたものであると気づき，客観視することが可能となる。その結果，生じていたそれぞれの症状が減弱していく。

　ここで重要なことは，クライエントの日常における，体験頻度：週に何度実施可能か，実現可能性：うまく実施できるか，現実的に起こり得る結果：望ましい結果が得られそうか，サポート：他者の支援が得られるかどうか，などを考慮することが重要である。初期は，信頼できる家族や友人と同伴で進めていくことでも十分な効果が得られる。ホームワークを実施するかしないかでは，大きく違いがある。なお，治療機関によっては，面接室から外へ出て，日常の場面（お店や公共交通機関など）で直接エクスポージャーを行うことが可能かもしれない。その場合は，十分に話し合って準備をした上で実施をすれば，イメージしていた認知や恐れていた状況が実際はどうであるかを，客観視できるようになる良い機会になる。

　日常場面を用いた初期のエクスポージャーや行動実験は，クライエントがうまくいったと実感できる場面を話し合い，設定することが最も重要であるといえる。成功体験を感じられることで，行動の継続につながる。実際には，設定したホームワークをうまくこなせていても，クライエントが納得した上でうまくいっていると認識できない場合もある。そのような場合には，クライエントとセラピストが，ホームワークについて客観的に見てどうであったのかを捉えなおすセッションが有効になりうる。

■5～6回目
ビデオフィードバック

　エクスポージャーの実施を十分に行った上で，ビデオフィードバックにより自己の客観的理解を深めることは，効果的である。ビデオを見る前には，クライエントが，自己がどのような形で映像に映っているか，最悪の場合どのような様子であるか，現実的にはどのような様子であるのかについてイメージを喚起した上で，視聴を進める。多くのクライエントはビデオを見る際に自分の心配な点，いやだと思う点，人から悪く思われるであろう点など，ネガティブな要素について着目することが多い。そのため，視聴中やビデオ観察の前後にセラピストがクライエントに対して今まさに何に注目しているのかについて話をしながら確認や軌道修正をすることが必要になる。

　ビデオフィードバックを行う際に，実際のパフォーマンスの質が良いか悪いかで，ビデオを見るべきかどうかを治療者側が心配するような場合がある。例えば，パフォーマンスが良好な場合であれば，セラピストはあまり懸念を抱かずにフィードバックを進めることが多い。客観的には良好なパフォーマンスであったとしても，クライエントは自己評価が低く，容姿や声，生理的反応などについてネガティブな捉え方をしている可能性が高い。そのため，実際に自分が良いパフォーマンスをしていることを見る・知ることで，自己評価は改善する。

　その一方，パフォーマンスが悪いクライエントに対しては，行動を修正してから観察することや，悪いパフォーマンスであっても自己評価とはギャップがあることを認識するなどの方法を，丁寧に進めることが重要になる。可能であるなら，エクスポージャーの後に必要な行動の修正を進める場合もある。明らかに多いジェスチャーや，視線が定まらないことなどで不安な印象を与える場合や，早口により緊張を高めている場合には，それらについて修正を行った後にビデオの観察を行うこともある。また，スピーチを行った際に，沈黙が生じた，思っていたことが言えずにまとまりが

ないような話になることもある。そうであっても，沈黙の時間であれば，主観的な長さよりも実際は短いことが多く，感じていたまとまりの悪さよりも，それなりに話ができていることも多くある。そのような主観と客観の差を改善することが，ビデオフィードバックには求められる。

　いずれの場合でも，クライエントは自己イメージがネガティブであることが多く，自分自身のパフォーマンスを悪く解釈していることが多い。最悪の場合のパフォーマンスを想像した上で，第三者が演じているつもりで映像を見ることにより，ギャップは修正される。そのため，ビデオを見る事前と事後に十分に認知やイメージをアセスメントして，どのように捉えているのかを共有することが求められる。ビデオを見る際には，自分に対するネガティブな注意が頻繁に向くため，自分であるという視点から逐一離れるよう意識する必要がある。

■7～8回目

プログラムのまとめと今後の指針

　プログラムの終結に向けて，クライエントの現状の課題や日常での対処方略を再度検討することが求められる。例えば，クライエントの主訴である状況の不安，認知，回避などの症状がどのように変容したのか・改善していないのかについて確認をした上で，プログラム終結後にどのような対処が必要かを話し合う。

　具体的には，心理的なプログラムが今後必要であるかないか，別の機関での支援を行うべきかどうか，別途カウンセリングを継続すべきか，SADに関する問題以外の支援を行うかどうかなどがある。休職中のクライエントが復職を進める場合には，EAPの支援や職場からのケアを重視する段階になることもある。求職中の者であれば，ハローワークとの関わりや就労の定着を考慮した支援が求められる可能性もある。大学生や中高生の場合は，学校・大学における学業面やその後のライフステージとのつながりを踏まえた上で，SADに関わる心理的問題のみならず，就職活動や受験

などの大きなライフイベントに備えることも重要といえる。

　当初問題となっていた場面の不安や行動が改善していた場合にも，その他の状況や出来事での負担が生じる，または起こる可能性を懸念し，どんな対応をとることが可能なのかを検討することが求められる。それを踏まえ，クライエント自身がセルフコントロールできる状況を増やしていくことで，生活全体のQOLが向上すると考えられる。

　例えば，近所の人々との交流に不安を抱えるクライエントであれば，不安が低減して交流することが可能になるかもしれない。その一方で，交流を継続していくことに伴う異なる形での不安症状が出てくることもある。近所づきあいを通して関係が深まることを恐れ，あまり関係を深めすぎずにそれなりの関係性で暮らしを続けたいというクライエントもいる。日常生活で何を大切にしてどんな暮らしを求めるのかは，個人の生き方についての哲学によって異なる。

　不安感情が低減することを目指すのか，行動の範囲や頻度の拡大を目指すのか，生理的な体の反応の変容を目指すのかなど，個々のクライエントにとって何を重要視するのかはそれぞれ異なる。プログラムの終結が近づくにつれ，通常のカウンセリングや心理面接と同様に不安が喚起されるクライエントもいるため，終結や今後の支援についての考慮をした対応も必要になる。

全体を通したまとめ

　SAD患者の方は，初回面接の時から，治療者がどのような人物であるか，自分の悩み事を丁寧に受け止めてくれるかどうかに対して敏感になっている。治療における適切な距離感を持つことは重要であるが，穏やかで時にユーモアを交えながら共感的であることは不可欠である。可能な限り具体的な状況や，その時に起こり得る思考や感情を提示・共有することが重要となる。それらを通して，一緒に困りごとを解決していくことができる関係性ができるきっかけとなり，負担感を感じることもあるエクスポージャ

ーやビデオフィードバックについても取り組んでいけるようになる。

　適切な信頼関係のもとで，エクスポージャーやホームワークをこなすことで，協同的関係は深まり，クライエントはさらに達成感や改善を感じることができる。クライエントの主訴や特徴を踏まえながら，着実に変容を進めることが重要であるといえる。

　プログラムとして実施する治療は，有限であることのメリットとデメリットの双方が存在する。一定の期間や回数で終える前提でスタートするため，特定の主訴に対して集中的に取り組み，問題意識を明確にした上で治療に取り組むことができる。また，治療の終結をいつにするかや治療者への信頼感が深まりすぎて，終結を適切に迎えることができないという問題を生じさせる。その一方で，不安場面以外の社会生活上の問題については，すべてを解決するにはセッション数が十分ではないことも多い。

　就労や不登校などの問題は，短期間ですべてを解決するには十分ではなく，フォローアップや経過をおって支援を進めていくことも多くのケースで求められる。エクスポージャーや認知的再体制化については，特定の場面の変化をもとに般化させていくことが最終的な目標となるが，日常で直面する状況や場面の体験を治療者と共に経験していくことで，効果的な変容を進めていくことができる。

　クライエントによって日常や人生はさまざまであるので，クライエントも治療者は『こうでなければならない』というかたくなな姿勢ではなく，『こうでもよいかもしれない』という具合で，柔軟に変化を受け入れていくことが求められるように感じる。

おわりに

　雑感のようになるが，普段感じていることを書き残しておきたい。また，本書に関わる研究に参加していただいた方々，ならびに有形無形の支援をいただいた皆様に，心より感謝申し上げます。

　SADの存在を知り，学生の頃から研究や臨床活動に取り組んできたが，もっと良くできる何かがあるように思え，恐縮ながらここまでやってきた。SADが世間的に昔よりも知られるようになったかと言われれば，あまりそういう印象はなく，治療のことが認知されているかと聞かれれば，それもそうではないような感触である。

　お困りのクライエントの方々は，治療や受診に至るまでに，圧倒的に時間がかかっている方が多い。治療を受けたり支援を受けたりすることについてネガティブに捉えたり，他者の目を気にしたりすることもあり，身近な友人や家族にも相談ができていない人も多くいらっしゃるのが現実である。

　筆者が関わった方々も，長きにわたり誰にも相談できなかったり，性格的なものだから仕方がない，と割り切って我慢をしてきたりした方も多くいらっしゃった。お話をお伺いしていると，小中学校でたまたま起こった出来事の影響が続いている方や，家族との関係から問題が生じた方，職場での関係がもとで気づくきっかけとなった方，いろいろな原因が重なり合っている方など，人生それぞれにいきさつやお困りの事情があることを知らされる。

● おわりに ●

　心理学や心理療法・認知行動療法は，専門に取り組んでいる方からすれば当たり前に感じることや，通常行う支援や治療の1つかもしれないが，世間の多くの方々からすれば，特別なこと以上に，見聞きしたことのない得体の知れないものであるように感じられているだろう。堅苦しく難しいもの，と敬遠している方もいるように思われることもある。日本の文化の中では，困りごとを打ち明けて解決に向かうことに取り組むのは，根付きつつあるのかもしれないが，抵抗を持つ人がまだまだいるというのも事実かもしれない。それに輪をかけて，認知や行動，と切り出されてもすんなりと受け入れられない方々がいるのも当然のように感じることもある。

　心理療法が垣根が高すぎるものではなく，身近に感じられるようになる（する）ことは，専門家の役目の1つかもしれないが，文化や利用する人々の応じた形で提供やインターネットCBTのような形の普及も，今後のテーマなのかもしれない。それは，治療や支援への入り口が開けていることもそうであるが，心理療法を行う専門家が自分自身を俯瞰して客観視することができ，いろいろな物事に対してかたくなでなく柔軟であり，親身で適度な距離間のある人間であることも重要なことであるように思われる。

　本書は，大川翔氏と野田昇太氏という研究室で共に取り組むお二人とともに執筆を行ったものである。若い研究者・臨床家とともにこれまで取り組んできたSAD研究をまとめ振り返ることができたのは，これからの励みになり，感慨深いことでもあった。若い研究者にとって，恵まれた環境を提供できていたかといわれれば，そうではなかったかもしれないが，研鑽を積むことに助力できていたようであれば何よりである。お二人の今後の活躍を心よりお祈りしたい。

　また，本書に関わる研究の参加者の方々には，善意で協力をいただいた方が多くいらっしゃる。CBTに関するプログラムを含め，何らかの形で関わっていただいた方々の暮らしに少しでも貢献できたようであれば，大

● おわりに ●

変ありがたいと感じる。

　今回の書籍で書かれた研究は，計画からとりまとめまですべて合わせるとおおよそ10年程度かかっていた。海外の研究はざっと見積もっても10〜15年先を進んでいるような個人的感触を持っているが，これからの10年，新たな段階に進められたらそれはまた喜ばしいことである。

　最後に，常日頃私の取り組みに協力し，精神的に支えてくれる家族にも感謝をしたい。年々研究活動ばかりできる暮らしではなく，いろいろなことに巻き込まれながら慌ただしく日々を過ごしていますが，家族はすべての力の源です。できるだけ時間をつくって，今を大切に過ごしたいと思っています。

2019年6月　豊洲と晴海ふ頭を眺める研究室より

城月健太郎

付記

　本書籍は，武蔵野大学学院特別研究費図書出版助成の支援を受けて刊行された。

　本書の第2章については，以下の論文について，武蔵野大学心理臨床センター紀要編集委員会より転載の許可を得たうえで刊行された。
　野田昇太・城月健太郎 2017「社交不安症におけるマインドフルネスの作用機序と介入プログラム」17, 37-44.

　本書の第4章・第5章については，以下の論文について，認知療法研究編集委員会より転載の許可を得たうえで刊行された。

　城月健太郎・川副暢子・児玉芳夫・足立總一郎・塩入俊樹 2018「社交不安症患者におけるスピーチ場面のコストバイアスが不安感情と自己評価に与える影響」11, 187-194.

　城月健太郎・高井昭裕・足立總一郎・塩入俊樹・野村忍 2013「集団認知行動療法への参加をもとに復職支援を進めた社交不安障害患者の一事例 認知療法研究」6, 55-68.

引用文献

Alden, L. E. & Wallace, S. T. (1995). Social phobia and social appraisal in successful and unsuccessful interactions. *Behaviour Research and Therapy,* 33, 497-506.

American Psychiatric Association (2013). *Diagnostic and Statistical Manual of Mental Disorders. 5th edition.* American Psychiatric Association, Washington D.C.

Amir, N., Beard, C., & Bower, E. (2005). Interpretation bias and social anxiety. *Cognitive Therapy and Research,* 29, 433-443.

Amir, N., Freshman, M., & Foa, E. B. (2002). Enhanced stroop interference for threat in social phobia. *Journal of Anxiety Disorders,* 16, 1-9.

Andersson, G., Carlbring, P., Holmstrom, A., Sparthan, E., Furmark, T., Nilsson-Ihrfelt, E., Buhrman, M., & Ekselius, L. (2006). Internet-based self help with therapist feedback and in vivo group exposure for social phobia: a randomized controlled trial. *Journal of counsulting and Clinical Psychology,* 74, 677-686.

Annunziata, A. J., Green, J. D. & Marx, B. P. (2015). Acceptance and commitment therapy for depression and anxiety. In, H. S. Friedman (Ed.) Encyclopedia of Mental Health Second Edition. Academic Press. Pp. 1-10.

朝倉 聡・井上 誠士郎・佐々木 史・佐々木 幸哉・北川 信樹・井上 猛・傳田 健三・伊藤 ますみ・松原 良次・小山 司 (2002). Liebowitz Social Anxiety Scale (LSAS) 日本語版の信頼性および妥当性の検討 精神医学, 44, 1077-1084.

Avdagic, E., Morrissey, S. A., & Boschen, M. J. (2014). A randomized controlled trial of acceptance and commitment therapy and cognitive-behaviour therapy for generalised anxiety disorder. *Behavior Change,* 31, 110-130.

Bach, P. A., & Moran, D.J. (2008) *ACT in practice: case conceptualization in acceptance & commitment therapy.* Oakland: New Harbinger Publications.
(武藤 崇・吉岡昌子・石川健介・熊野宏昭 (監訳) (2009) ACT を実践する―機能的なケース・フォミュレーションにもとづく臨床行動分析的アプローチ―. 星和

書店)

Bajaj, B., Gupta, R., & Pande, N. (2016). Self-esteem mediates the relationship between mindfulness and well-being. *Personality and Individual Differences,* 94. 96-100.

Biegel, G. M., Brown, K. W., Spapiro, S. L., & Schubert, C. M. (2009). Mindfulness-based stress reduction for the treatment of adolescent psychiatric outpatients: a randomized clinical trial. *Journal of Consulting and Clinical Psychology,* 5. 855-866.

Blanco, C., Garrcía, C., & Liebowitz, M. R. (2004). Pharmacological treatment of social phobia. *Psychiatry,* 3, 60-64.

Blanco, C., Heimberg, R. G., Schneier, F. R., Fresco, D. M., Chen, H., Turk., C. L., Vermes, D., Erwin, B. A., Schmidt, A, B., Juster, H. R., Campeas, R., & Liebowitz, M. R. (2010). A placebo-controlled trial of phenelzine, cognitive behavioral group therapy and combination for social anxiety disorder. *Archives of General Psychiatry,* 67, 286-295.

Blood, G. W. & Blood, I. M. (2016). Long-term consequences of childhood bullying in adults who stutter: Social anxiety, fear of negative evaluation, self-esteem, and satisfaction with life. *Journal of Fluency Disorders,* 50, 72-84.

Bohlmeijer, E. T., Fledderus, M., Rokx, T. A. J. J., & Pieterse, M. E. (2011). Efficacy of an early intervention based in acceptance and commitment therapy for adults for adults with depressive symptomatology; evaluation in a randomized controlled trial. *Behaviour Research and Therapy,* 49, 62-67.

Boni, M., Schütze, R., Kanw, R. T., Morgan-Lowes, K. L., Byrne, J., & Eagen, S. J. (2018). Mindfulness and avoidance mediate the relationship between yoga practice and anxiety. *Complementary Therapies in Medicine,* 40. 89-94.

Bowlin, S. L., & Bear, R. A. (2012). Relationships between mindfulness, self-control, and psychological functioning. *Personality and Individual Differences,* 52, 411-415.

Carmody, J., Bear, R. A., Lykins, E. L. B., & Olendzki, N. (2009). An empirical study of the mechanisms of mindfulness in a mindfulness-based stress reduction program. *Journal of Clinical Psychology,* 65, 613-626.

Casey, B. J., Getz, S., & Galvan, A. (2009). The adolescent brain. *Developmental Review,* 28, 62-77.

陳峻雯 (2005). 社会不安障害に対する集団認知行動療法の効果 平成15-16年度文部科学省科学研究費補助金 若手研究（B）研究成果報告書．

Chen, J., Nakano, Y., Ietzugu, T., Ogawa, S., Funayama, T., Watanabe, N., Noda,

Y., & Furukawa, T. A. (2007). Group cognitive behavior therapy for Japanese patients with social anxiety disorder: preliminary outcomes and their predictors. *BMC Psychiatry,* 7, 69.

Clark, D. M., Ehlers, A., Hackmann, A., McManus, F., Fennell, M., Grey, N., Waddington, L., & Wild, J. (2006). Cognitive therapy versus exposure and applied relaxation in social phobia: A randomized controlled trial. *Journal of Consulting and Clinical Psychology,* 74, 568-578.

Clark, D. M., Ehlers, A., McManus, F., Hackman, A., Fennell, M., Campbell, H., Flower, T., Davenport, C., & Louis, B. (2003). Cognitive therapy versus fluoxetine in generalized social phobia: a randomized placebo-contorolles trial. *Journal of Consulting and Clinical Psychology,* 71, 1058-1067.

Clark, D. M., & Wells, A. (1995). A cognitive model of social phobia. In R.G. Heimberg, M. R. Liebowitz, D. A. Hope, & F. R. Schneier. (Eds.) , *Social phobia: Diagnosis, assessment, and treatment.* New York: Guilford Press. pp69-93.

Coffey, K. A., Hartman, M., & Fredrickson, B. L. (2010). Deconstructing mindfulness and constructing mental health: understanding mindfulness and its mechanisms. *Mindfulness,* 1, 235-253.

Cooper, P. J., Fearn, V., Willetts, L., Seabrook, H., & Parkinson, M. (2006). Affective disorder in the parents of a clinic sample of children with anxiety disorders. *Journal of Affective Disorders,* 93, 205-212.

Creswell, J. D., Pacilio, L. E., Lindsay, E. K., & Brown, K. W. (2014). Brief mindfulness mediation training alters psychological and neuroendocrine responses to social evaluative stress. *Psychoneuroendocrinlogy,* 44, 1-12.

Crowley, S., & Fan, X. (1997). Structural equation modeling: Basic concepts and applications in personality assessment research. *Journal of Personality Assessment,* 68, 508-531.

Dalrymple, K. L., & Herbert, J. D. (2007). Acceptance and Commitment Therapy for Generalized Social Anxiety Disorder: A Pilot Study. *Behavior Modification,* 31, 543-568.

da Costa, C. Z. G., de Morais, R. M. C. B., Zanetta, D. M. T., Turkiewicz, G., Neto, F. L., Morikawa, M., Rodrigues, C. L., Labbadia, E. M., & Asbahr, F, R. (2013). Comparison among clomipramine, fluoxetine, and placebo for the treatment of anxiety disorders in children and adolescents. *Journal of child and adolescent psychopharmacology,* 23, 687-692.

Desrosiers, A., Vine, V., Klemanski, D. H., & Nolen-Hoeksema, S. (2013). Mindfulness and emotion regulation in depression and anxiety: common and distinct mechanisms of action. *Depress Anxiety,* 30, 654-661.

Eckman, P. S., & Shean, G. D. (1995). Habituation of cognitive and physiological arousal and social anxiety. *Behaviour Research and Therapy*, 35, 1113-1121.

Eisendrath, S. J., Gillung, E., Delucchi, K. L., Segal, Z. V., Craig Nelson, J,, Alison McInnes, L, Mathalon, D. H., & Feldman, M. D. (2016). A randomized controlled trial of mindfulness-based cognitive therapy for treatment-resistant depression. *Psychother Psychosom*, 85, 99-110.

Evans, S., Ferrando, S., Findler, M., Stoewell, C., Smart, C., & Haglin, D. (2008). Mindfulness-based cognitive therapy for generalized anxiety disorder. *Journal of Anxiety Disorders*, 22, 726-721.

Fehm, L., Beesdo, K., Jacobi, F., & Fiedler, A. (2007). Social anxiety disorder above and below the diagnostic threshold: Prevalence, comorbidity and impairment in the general population. *Social Psychiatry and Psychiatric Epidemiology*, 43, 257-265.

Fergus, A. F., Valentiner, D. P., McGrath, P. B., Stephenson, K., Gier, S., & Jencius, S. (2009). The fear of positive evaluation scale: Psychometric properties in a clinical sample. *Journal of Anxiety Disorders*, 23, 1177-1183.

Feske, U., & Chambless, D. L. (1995). Cognitive behavioral versus exposure only treatment for social phobia: A meta-analysis. *Behavior Therapy*, 26, 695-720.

ファースト, M. D. スピッツァー, R. L. ギブソン, M. & ウィリアムズ, J. B. W. 高橋三郎・北村俊則・岡野禎治・富田拓郎・菊池安希子（訳）2003 精神科診断面接マニュアル SCID 使用の手引き・テスト用紙．日本評論社．(First, M. B., Spitzer, R. L., Gibbson, M., Williams, J. B. W. 1997 User's guide for the Structured Clinical Interview for DSM-IV axis I disorders (SCID-I): Washington D. C.: American Psychiatric Press, Inc,)

Fleming, J. E., & Kocovski N. L. (2007; revised 2009, 2013) Mindfulness and acceptance-based group therapy for social anxiety disorder: a treatment manual. Retrieved from http://www.actonsocialanxiety.com/pdf/Treatment_Manual.pdf.

Forstner, A. J., Rambau, S., Friedrich, N., Ludwig, K. U., Bohmer, A. C., Mangold, E., ...Conrad, R. (2017). Further evidence for genetic variation at the serotonin transporter gene SLC6A4 contributing toward anxiety. *Psychiatric Genetics*, 27, 96-102.

Foa, E. B., Franklin, M. E., Perry, K. J., & Herbert, J. D. 1996 Cognitive biases in social phobia. Journal of Abnormal Psychology, 105, 433-439.

福田一彦・小林重雄（1973）．自己評価式抑うつ性尺度の研究．精神神経学雑誌, 75, 673-679.

Gavric, D., Moscovitch, D. A., Rowa, K., & McCabe, R. E. (2017). Post-event processing in social anxiety disorder: Examining the mediating roles of positive metacognitive beliefs and perceptions of performance. *Behaviour Research and Therapy, 91*, 1-12.

Gilbert, P. (2001). Evolution and social anxiety the role of attraction, social competition, and social hierarchies. *The Psychiatric Clinics of North America, 24*, 723-751.

Ginsburg, G. S., Kendall, P. C., Sakolsky, D., Compton, S. N., Piacentini, J., Albano, A. M., et al. (2011). Remission after acute treatment in children and adolescents with anxiety disorders: findings from the CAMS. *Journal of Consulting and Clinical Psychology, 79*, 806–813.

Goldin, P. R., & Gross, J. J. (2010). Effects of mindfulness-based stress reduction (MBSR) on emotion regulation in social anxiety disorder. *Emotion, 10*, 83-91.

Grant, B. F., Hasin, D. S., Blanco, C., Stinson, F. S., Chou, P., Goldstein, R. B., Dawson, D. A., Smith, S., Saha, T. D., & Huang, B. (2005). The epidemiology of social anxiety disorder in the United States: Results from the national epidemiologic survey on alcohol and related conditions. *Journal of Clinical Psychiatry, 66*, 1351-1361.

Harvey, A. G., Clark, D. M., Ehlers, A., & Rapee, R. M. (2000). Social anxiety and self-impression: Cognitive preparation enhances the beneficial effects of video feedback following a stressful social task. *Behaviour Research and Therapy, 38*, 1183-1192.

春木 豊・石川利江・河野梨香・松田与理子 (2008).「マインドフルネスに基づくストレス低減プログラム」の健康心理学への応用 健康心理学, 21, 57-67.

Hayes, S. C., & Smith, S (2005). *Get out of your mind & into your life.* Oakland: New Harbinger Publications.

(ハンス, S. & スミス, D. 武藤 崇・原井宏明・吉岡昌子・岡嶋美代 (訳) (2010). ACT (アクセプタンス&コミットメントセラピー) をはじめる. 星和書店)

Helbig-Lang, S. & Petermann, F. (2010). Tolerate or Eliminate? A systematic review on the effects of safety behavior across anxiety disorders. *Clinical Psychology Science and Practice, 17*, 218-233.

Heimberg, R. G. (2002). Cognitive-behavioral therapy for Social Anxiety Disorder: Current status and future directions. *Biological Psychiatry, 51*, 101-108.

Heimberg, R. G., Brozovich, F. A., & Rapee, R. M. (2010). A cognitive-behavioral model of social anxiety disorder: Update and extension. In S. G. Hofmann, & P. M. DiBartolo (Eds.), *Social Anxiety: Clinical, Developmen-*

tal and Social Perspectives. New York: Elsevier, pp.395-422.

Heimberg, R. G., Brozovich, F. A., & Rapee, R. M. (2014). A cognitive-behavioral model of social anxiety disorder. In S. G. Hofmann, & P. M. DiBartolo (Eds.), *Social Anxiety: Clinical, Developmental and Social Perspectives.* New York: Elsevier, pp.705-728.

Heimberg, R. G., Liebowitz, M. R., Hope, D. A., Schnier, F. R., Holt, C. S., Welkowitz, L. A., Juster, H. R., Campeas, R., Bruch, M. A., Cloitre, M., Fallon, B., & Klein, D. F. (1998). Cognitive-behavioral group therapy versus phenelzine in social phobia: 12 week outcome. *Archives of General Psychiatry,* 55, 1133-1141.

Heimberg, R. G., Salzman, D. G., Holt, C. S., & Blendell, K. A. (1993). Cognitive-behavioral group treatment for social phobia: Effectiveness at five-year followup. *Cognitive Therapy and Research,* 17, 325–339.

Herbert, J. D., Rheingold, A. A., & Goldstein, S. G. (2002). Brief cognitive behavioral group therapy for Social Anxiety Disorder. *Cognitive and Behavioral Practice,* 9, 1-8.

Hertenstein, E., Rose, N., Voderholzer, U., Heidenreich, T., Nissen, C., Thiel, N., Herbst, N., & Külz, A. K. (2012). Mindfulness-based cognitive therapy obsessive-compulsive disorder – a qualitative study on patients' experiences. *BioMed Central Psychiatry,* 12, 185.

Hinrichsen, H., & Clark, D. M. (2003). Anticipatory processing in social anxiety: two pilot studies. *Journal of Behavior Therapy and Experimental Psychiatry,* 34, 205-218.

Hirsch, C.R., Clark, D.M. (2004) Information-processing bias in social phobia. *Clinical Psychology Review,* 24, 799-825.

Hirsch, C.R., Clark, D.M., & Mathews, A. (2006). Imagery and interpretations in social phobia: Support for the combined cognitive biases hypothesis. Behavior Therapy, 37, 223-236.

Hirsch, C. R., Clark, D. M., Mathews, A., & Williams, R. (2003). Self-images play a causal role in social phobia. *Behaviour Research and Therapy,* 41, 909-921.

Hofmann, S. G. (2004). Cognitive mediation of treatment change in social phobia. *Journal of Consulting and Clinical Psychology.* 72, 392-399.

Hofmann, S. G., Asnaani, A., & Hinton, D. E. (2010). Cultural aspects in social anxiety and social anxiety disorder. Depression and Anxiety, 27, 1117-1127.

Hofmann, S. G., & Gómez, A. F. (2017). Mindfulness-based interventions for anxiety and depression. *Psychiatric Clinics of North America,* 40, 739-749.

Hofmann, S. G., & Otto, M. W. (2008). *Cognitive Behavioral Therapy for Social Anxiety Disorder.* New York: Routledge.

Hofmann, S. G., Moscovitch, D. A., Kim, H., & Taylor, A. N. (2004). Changes in self-perception during treatment of social phobia. *Journal of Consulting and Clinical Psychology,* 72, 588-596.

Ingram, R. (1990). Self-focused attention in clinical disorders: Review and conceptual models. *Psychological Bulletin,* 107. 156-176.

Irons, C. & Gilbert, P. (2005). Evolved mechanisms in adolescent anxiety and depression symptoms; the role of the attachment and social rank systems. *Journal of Adolescence,* 28, 325-341.

Iqbal, N., & Dar, K. A. (2015). Negative affectivity, depression, and anxiety: Does rumination mediate the links?. *Journal of Affective Disorders,* 181, 18-23.

Kabat-Zinn, J. (1990). *Full catastrophe living: using the wisdom of your body and mind to face stress, pain, and illness.* New York, NY US: Delacorte Press.

(春木豊（訳）(2007) マインドフルネスストレス低減法　北大路書房)

Kabat-Zinn, J. (1994). Wherever You Go, There you are: *mindfulness meditation in everyday life,* New York: Hyperion.

(田中麻里訳・松丸さとみ（2012）マインドフルネスを始めたいあなたへ　星和書店)

Kabat-Zinn, J., Massion, A. O., Kristeller, J., Peterson, L. G., Fletcher, K. E., Pbert, L., Lenderking, W. R., & Santorelli, S. F. (1992). Effectiveness of a meditation-based stress reduction program in the treatment of anxiety disorder. *The American Journal of Psychiatry,* 149, 936-943.

金井嘉宏・坂野雄二（2006）．社会不安障害患者の生理的反応に関する研究の展望　行動療法研究, 32, 117-129.

金井嘉宏・佐々木晶子・岩永誠・生和秀敏（2010）．社会不安のサブタイプと生理的反応に対する認知の歪みの関係．心理学研究, 80, 520-526.

川上憲人・立森久照・竹島正・石川華子・菅知絵美（2016）．II 有病率および受診行動・精神障害等の有病率および受診行動．川上憲人，精神疾患の有病率等に関する大規模疫学調査研究：世界精神保健日本調査セカンド総合研究報告書．pp. 30-66.

Katschnig, H., Stein, M. B., & Buller, R. (1997). The international multicenter clinical trial group on moclobemide in social phobia – moclobemide in social phobia: a double-blind, placebo-controlled clinical study. *European Archives of Psychiatry and Clinical Neuroscience,* 247, 71-80.

Kessler, R. C., McGonagle, K. A., Zhao, S., Nelson, C. B., Hughes, M., Eshleman, S., Witchen, H., & Kendler, K. S. (1994). Life-time and 12-month prevalence of DSM—IV—R psychiatric disorders in the United States. *Archives of General Psychiatry,* 51, 8-19.

Kessler, R. C., Petukhova, M., Sampson, N. A., Zaslavsky, A. M., & Wittchen, H. U. (2012). Twelve-month and lifetime prevalence and lifetime morbid risk of anxiety and mood disorders in the United States. *International Journal of Methods in Psychiatric Research,* 21, 169-184.

Kocovski, N. L., Fleming, J. E., Blackie, R. A., MacKenzie, M. B., & Rose, A. L. (2018). Self-help for social anxiety: randomized controlled trial comparing a mindfulness and acceptance-based approach with a control group. *Behavior Therapy.* Online acceass.

Kocovski, N. L., Fleming, J. E., Hawley, L. L., Ho, M. R., & Antony, M. M. (2015). Mindfulness and acceptance-based group therapy and traditional cognitive behavioral group therapy for social anxiety disorder: Mechanisms of change. *Behaviour Resarch and Therapy,* 70, 11-22.

Kocovski, N. L., Fleming, J. E., Hawley, L. L., Huta, V., & Antony, M. M. (2013). Mindfulness and acceptance-based group therapy versus traditional cognitive behavioral group therapy for social anxiety disorder: A randomized controlled trial. *Behaviour Resarch and Therapy,* 51, 889-898.

Kocovski, N. L., Fleming, J., & Rector, N. A. (2009). Mindfulness and acceptance-based group therapy for social anxiety disorder: an open trial. *Cognitive and Behavioral Practice,* 16, 276-289.

Koponen, H. J., Lepola, U., & Leinonen, E. (1998). Fluoxetine in social phobia: an open pilot study. *Nordic Journal of Psychiatry,* 52, 141-146.

近藤真前（2017）．アクセプタンス＆コミットメント・セラピーにおけるマインドフルネス　精神科治療学，32, 605-608.

Koszycki, D., Benger, M., Shlik, J., & Bradwejn, J. (2007). Randomized trial of a meditation-based stress reduction program and cognitive behavbior therapy in generalized social anxiety disorder. Behaviour *Research and Therapy,* 45, 2518-2526.

公益財団法人　日本生産性本部　（2010）．第5回『メンタルヘルス』の取り組みに関する企業アンケート調査結果　財団法人　日本生産性本部メンタルヘルス研究所

小林清香・井上敦子・鈴木伸一・坂元薫・石郷岡純（2009）．社交不安障害に対する認知行動療法に基づく心理教育グループの実践　認知療法研究，2, 66-74.

Kuckertz, J. M. & Amir, N. (2014). Cognitive biases in social anxiety disorder. In S. G. Hofmann, & P. M. DiBartolo (Eds.), *Social Anxiety: Clinical, Developmental and Social Perspectives.* New York: Elsevier, pp.483-510.

Kuo, J. R., Goldin, P. R., Werner, K., Heimberg, R. G., & Gross, J. J. (2011).

Childhood trauma and current psychological functioning in adults with social anxiety disorder. *Journal of Anxiety Disorder,* 25, 467-473.

Lazarus, R. S., & Folkman, S. (1984). *Stress, appraisal, and coping.* New York: Springer.

Leichsenring, F., Salzer, S., Beutel, M. E., Herperrtz, S., Hiller, W., Hoyer, W., Huesing, J., Joraschky, P., Nolting, B., Poehlmann, K., Ritter, V., Stangier, U., Strauss, B., Tefikow, S., Teismann, T., Willutzki, U., Wiktink, J., & Leibing, E. (2014). Long-term outcome of psychodynamic therapy and cognitive-behavioral therapy in social anxiety disorder. *American Journal of Psychiatry.* 171, 1074-1082.

Liebowitz, M. R., Heimberg, R. G., Schneier, F. R., Hope, D. A., Davies, S., Holt, C. S., Goetz, D., Juster, H. R., Lin, S., Bruch, M. A., Marshall, R. D., Klein, D. F. (1999). Cognitive-behavioral group therapy versus phenelzine in social phobia: Long-term outcome. *Depression and Anxiety,* 10, 89–98.

Magee, W. J., Eaton, W. W., Wittchen, H. U., McGonagle, K. A., & Kessler, R. C. (1996). Agoraphobia, simple phobia and social phobia in the National Comorbidity Survey. *Archives of General Psychiatry,* 53, 159-168.

Mattick, R. P., Peters, L., & Clarke, J. C. (1989). Exposure and cognitive restructuring for social phobia: A controlled study. *Behavior Therapy,* 20, 3–23.

Mattick, R. P., & Peters, L. (1988). Treatment of Severe Social Phobia: Effects of Guided Exposure With and Without Cognitive Restructuring, *Journal of Consulting and Clinical Psychology,* 56, 251-260.

Mayo-Wilson, E., Dias, S., Mavranezouli, I., Kew, K., Clark, D. M., Ades, A. E., & Pilling, S. (2014). Psychological and pharmacological interventions for social anxiety disorder in adults: A systematic review and network meta-analysis. *The Lancet Psychiatry,* 1, 368–376.

Mansell, W., Clark, D. M., & Ehlers, A. (2003). Internal versus external attention in social anxiety: an investigation using a novel paradigm. *Behaviour Research and Therapy,* 41, 555-572.

Mogg, K. & Bradley, B. P. (2002). Selective orienting of attention to masked threat faces in social anxiety. *Behaviour Research and Therapy,* 40, 1403-1414.

Mörtberg, E., Clark, D. M., Sundin, Ö. & Wistedt, A. A. (2007). Intensive group cognitive treatment and individual cognitive therapy vs. treatment as usual in social phobia: a randomized controlled trial. *Acts Psychiatrica Scandinavica,* 115, 142-154.

Moscovitch, D. A., Gavric, D. L., Senn, J. M., Santesso, D. L., Miskovic, V., Schmidt, L. A., McCabe, R. E., Antony, M. M. (2012). Changes in judgment biases and use of emotion regulation strategies during cognitive-behavioral therapy for social anxiety disorder: distinguishing treatment responders from nonresponders. *Cognitive Therapy Research,* 36, 261-271.

Murray, L., Creswell, C., & Cooper, P. J. (2009). The development of anxiety disorders in childhood; an integrative review. *Psychological Medicine,* 39, 1413-1423.

永井宗徳・灰谷知純・川島一朔・熊野宏昭・越川房子（2016）．短期間のマインドフルネス呼吸法実習が注意機能と体験の回避に与える影響　マインドフルネス研究, 1, 7-11.

National Institute for Health and Care Excellence (NICE) guidelines (2013). Social anxiety disorder: Recognition, assessment and treatment. https://www.nice.org.uk/guidance/cg159/resources/social-anxiety-disorder-recognition-assessment-and-treatment-pdf-35109639699397

Nelson, E. A., Deacon, B. J., Lickel, J. J., & Sy, J. T. (2010). Targeting the probability versus cost of feared outcomes in public speaking anxiety. *Behaviour Research and Therapy,* 48, 282-289.

Nelson, E. E., Leibenluft, E., McClure, E. B., & Pine, D. S. (2005). The social re-orientation of adolescence; A neuroscience perspective on the process and its relation to psychopathology. *Psychological Medicine,* 35, 163-174.

日本精神神経学会（日本語版用語監修），高橋三郎・大野裕（監訳）（2014）DSM-5 精神疾患の診断・統計マニュアル，200-201，医学書院

野田昇太・大川翔・城月健太郎（2017）．マインドフルネス特性，注意制御機能，回避行動，他者からの評価に対する恐れと社交不安との関連性　マインドフルネス研究, 2, 11-21.

野田昇太・大川翔・城月健太郎（2018）．マインドフルネス特性と反すう，注意制御機能，社交不安，抑うつ症状との関連性　行動医学, 24, 12-21.

野田昇太・中尾睦宏・城月健太郎（2018）．社交不安におけるマインドフルネスを導入した認知行動療法プログラムの効果の検討　武蔵野大学しあわせ研究所第3回 Happiness Meeting 東京．

野田昇太・大川翔・城月健太郎・笹川智子（2018）．マインドフルネス特性が社交不安症状に影響を及ぼすプロセス〜自己注目を媒介して〜　第25回日本行動医学会学術総会　徳島．

野田昇太・冨山蒼太・中尾睦宏・城月健太郎（2019）．社交不安に対するマインドフルネスを導入した認知行動療法プログラムの症例研究　第11回日本不安症学会学術大会　岐阜．

Noda, S., Tomiyama, S., Nakao, M., & Shirotsuki, K. (2019). Mindfulness and cognitive behavioral therapy for social anxiety: a pilot study of university students. The 9th World Congress of Behavioural and Cognitive Therapies, Berlin, Germany.

岡島義・坂野雄二 (2008). 社会不安障害における安全確保行動の役割. 行動療法研究 34, 43-54.

Ossman, W. A., Wilson, K. G., Storaasli1., R. D., & McNeill, J. W. (2006). A preliminary investigation of the use of acceptance and commitment therapy in group treatment for social phobia. *International Journal of Psychology and Psychological Therapy*, 6, 397-416

Öst, L. G. (1987). Applied relaxation: Description of a coping technique and review of controlled studies. *Behaviour Research and Therapy*, 25, 397–409.

Phan, K. L., Fitzgerald, D. A., Nathan, P. J., & Tancer, M. E. (2006). Association between amygdala hyperactivity to harsh faces and severity of social anxiety in generalized social phobia. *Biological Psychiatry*, 59, 424-429.

Piccirillo, M. L., Dryman, M. T., & Heimberg, R. G. (2016). Safety Behaviors in adults with social anxiety: Review and future directions. *Behavior Therapy*, 47, 675-687.

Piet, J., Hougaard, E., Hecksher, M. S., & Rosenberg, N. K, (2010). A randomized pilot study of mindfulness-based cognitive therapy and group cognitive-behavioral therapy for young adults with social phobia. *Scandinavian Journal of Psychology*, 51,403-410.

Rachman, S., Grüter-Andrew, J., & Shafran, R. (2000). Post-event processing in social anxiety. *Behaviour Research and Therapy*, 38, 611-617.

Ramsawh, H. J., Weisberg, R. B., Dyck, I., Stout, R., & Keller, M. B. (2011). Age of onset, clinical characteristics, and 15-year course of anxiety disorders in a prospective, longitudinal, observational study. *Journal of Affective Disorders*, 132, 260-264.

Rapee, R. M., & Abbott, M. J. (2007). Modelling relationships between cognitive variables during and following public speaking in participants with social phobia. *Behaviour Research and Therapy*, 45, 2977-2989.

Rapee, R. M., & Hayman, K. (1996). The effects of video feedback on the self-evaluation of performance in socially anxious subjects. *Behaviour Research and Therapy*, 34, 315-322.

Rapee, R. M., Gaston, J. E., & Abbott, M. J. (2009). Testing the efficacy of theoretically derived improvements in the treatment of social phobia. *Journal of Consulting and Clinical Psychology*, 77, 317-327.

Rapee, R. M. & Lim, L. (1992). Discrepancy between self and observer ratings of performance in social phobics. *Journal of Abnormal Psychology*, 101, 727-731.

Rapee, R. M., & Heimberg, R. G. (1997). A cognitive-behavioral model of anxiety in social phobia. *Behaviour Research and Therapy*, 35, 741-756.

Rapee, R. M., Kim, J., Wang, J., Liu, X., Hofmann, S. G., Chen, J., ⋯ Alden, L. E. (2011). Perceived impact of socially anxious behaviors on individuals' lives in Western and East Asian Countries. *Behavior Therapy*, 42, 485-492.

Rasmussen, M. K., & Pidgeon, A, M. (2011). The direct and indirect benefits of dispositional mindfulness on self-esteem and social anxiety. *Anxiety, Stress, & Coping*, 24, 227-233.

Reavley, N., Pallant, J. F., (2009). Development of a scale to assess the meditation experience. *Personality and Individual Differences*, 47, 547-552.

Rosnay, M., Cooper, P. J., Tsigaras, N., & Murray, L. (2006). Transmission of social anxiety from mother to infant: an experimental study using a social referencing paradigm. *Behaviour Research and Therapy*, 44, 1165-1175.

Rosqvist, J. (2005). *Exposure treatments for anxiety disorders.* New York: Routledge.

Ruscio, A. M., Brown, T. A., Chiu, W. T., Sareen, J., Stein, M. B., & Kessler, R. C. (2008). Social fears and social phobia in the USA; Results from the National Comorbidity Survey Replication. *Psychological Medicine*, 35, 15-28.

Rodebaugh, T. L., Holaway, R. M., & Heimberrg, R. G. (2004). The treatment of social anxiety disorder. *Clinical Psychology Review*, 24, 883-908.

Rodebaugh, T. L. (2004). I might look OK, but I'm still doubtful, anxious, and avoidant: The mixed effects of enhanced video feedback on social anxiety symptoms. *Behaviour Research and Therapy*, 42, 1435-1451.

Rodebaugh, T. L., Weeks, J. W., Gordon, E. A., Langer, J. K., & Heimberg, R. G. (2012). The longitudinal relationship between fear of positive evaluation and fear of negative evaluation. *Anxiety, Stress & Coping*, 25, 167-182.

Salkovskis, P. M. (1991). The importance of behavior in the maintenance of anxiety and panic: A cognitive account. *Behavioural Psychotherapy*, 19, 6-19.

坂野雄二 (2011). 認知行動療法の基礎 金剛出版

笹川智子・金井嘉宏・村中泰子・鈴木伸一・嶋田洋徳・坂野雄二 (2004). 他者からの否定的評価に対する社会的不安測定尺度 (FNE) 短縮版作成の試み—項目反応理論による検討—. 行動療法研究, 30, 87-98.

笹川智子・金井嘉宏・陳峻雯・鈴木伸一・嶋田洋徳・坂野雄二 (2003). FNE 短縮版の信頼性妥当性の検討 日本心理学会第67回大会発表論文集 293.

笹川智子・猪口浩伸 (2012). 賞賛獲得欲求と拒否回避欲求が対人不安に及ぼす影響. 目白大学心理学研究, 8, 15-22.

シーハン, D. V., & ルクリュビエ, Y. 大坪天平・宮岡等・上島国利 (訳) 2003 M.

●引用文献●

I. N. I. 精神疾患簡易構造化面接法 改訂版 星和書店.
Schmertz, S. K., Masuda, A., & Anderson, P. L. (2012). Cognitive Processes Mediate the Relation Between Mindfulness and Social Anxiety Within a Clinical Sample. *Journal of Clinical Psychology.* 68, 362-371.
Schmidt, N. B., Buckner, J. D., Pusser, A., Woolaway-Bickel, K., Preston, J. L., & Norr, A. (2012). Randomized controlled trial of false safety behavior elimination therapy: a unified cognitive behavioral treatment for anxiety psychopathology. *Behavior Therapy,* 43, 518-532.
Schreier, S. S., Heinrichs, N., Alden, L., Rapee, R. M., Hofmann, S. G., Chen, J., Oh, K. J., & Bögels, S. (2010). Social anxiety and social norms in individualistic and collectivistic countries. *Depression and Anxiety,* 27, 1128-1134.
Schwartz, C. E., Snidman, N., & Kagan, J. (1999). Adolescent social anxiety as an outcome of inhibited temperament in childhood. *Journal of the American Academy of Child and Adolescent Psychiatry,* 38, 1008-1015.
Segal, Z. V., Williams, J. M., & Teasdale, J. (2002). *Mindfulness-based cognitive therapy for depression.* New York: Guilford Press.
(越川房子(監訳)(2007)マインドフルネス認知療法 うつを予防する新しいアプローチ 北大路書房)
Sisemore, T. A. (2012). *The clinician's guide to exposure therapies for anxiety spectrum disorder: integrating techniques and applications from CBT, DBT, and ACT.* Oakland: New Harbinger publications.
(坂井 誠, 首藤祐介, 山本竜也(監訳)(2015)セラピストのためのエクスポージャー療法ガイドブック―その実践とCBT, DBT, ACTへの統合―創元社)
Shirotsuki, K & Noda, S. (2018). Cognitive behavior therapy and mindfulness-based intervention for social anxiety disorder. In N. Kocabasoglu & H. B. Caglayan (Eds.). *Anxiety disorder – from childhood to adulthood.* London: IntechOpen.
Shirotsuki, K., Kodama, Y., & Nomura, S. (2014). The preliminary study of individual cognitive behavior therapy for Japanese patients with social anxiety disorder. *Psychological Services,* 11, 162-170.
城月健太郎・野村忍(2012). スピーチ場面におけるコストバイアスが不安感情と自己評価に与える影響 認知療法研究, 5, 63-71.
城月健太郎・笹川智子・野村忍(2010). 日本語版 Speech Perception Questionnaire の作成の試み 健康心理学研究, 23, 75-84.
城月健太郎(2014). 社交不安におけるコストバイアスと不安のコントロール感の関係性 健康心理学研究 27, 148–154.
城月健太郎・野村 忍(2007). ネガティブな反すうが社交不安傾向に与える影響 健

康心理学研究, 20, 42-48.
城月健太郎・野村忍（2009）．Social Cost / Probability Scale の開発—Cost / Probability bias が社会不安に与える影響— 心身医学, 49, 143-152.
城月健太郎・笹川智子・野村忍（2009）．スピーチに関する見積もりが社会不安に与える影響 心理学研究, 79, 490-497.
塩入俊樹（2015）．社交不安症の薬物療法 不安症研究, 7, 29-39.
Springer, K. S., Levy, H. C., & Tolin, D. F. (2018). Remission in CBT for adult anxiety disorders: a meta-analysis. *Clinical Psychology Review,* 61, 1-8.
Stangier, U., Heindenreich, T., Peitz, M., Lauterbach, W., & Clark, D. M. (2003). Cognitive therapy for social phobia: individual versus group treatment. *Behaviour Research and Therapy,* 41, 991-1007.
Stein, M. B., Walker, J. R., & Forde, D. R. (1996). Public speaking fears in a community sample: prevalence, impact on functioning, and diagnostic classification. *Archives of General Psychiatry,* 53, 169-174.
Stein, M. B. & Kean, Y. M. (2000). Disability and quality of life in social phobia: Epidemiologic Findings. *American Journal of Psychiatry,* 157, 1606-1613.
Stein, M. B., Roy-Byrne, P. P., Craske, M. G. Bystritsky, A., Sullivan, G., Pyne, J. M., Katon, W., & Sherbourne, C. D. (2005). Functional impact and health utility of anxiety disorders in primary care outpatients. *Medical Care,* 43, 1164-1170.
Stopa, L. & Clark, D. M. (2000). Social phobia and interpretation of social events. Behaviour *Research and Therapy,* 38, 273-283.
丹野義彦（監訳）（2008）．対人恐怖とPTSDへの認知行動療法：ワークショップで身につける治療技法 星和書店
Taylor, S. (1996). Meta-analysis of cognitive-behavioral treatments for social phobia. *Journal of Behavior Therapy & Experimental Psychiatry,* 27, 1-9.
Teasdale, J. D., Segal, Z. V., Williams, J. M., Ridgeway, V. A., Soulsby, J. M., & Lau, M. A. (2000). Prevention of relapse/recurrence in major depression by mindfulness-based cognitive therapy. *Journal of Consulting and Clinical Psychology,* 68, 615-623.
豊田秀樹 1998 共分散構造分析〔入門編〕—構造方程式モデリング— 朝倉書店
Trapnell, P. D., & Campbell, J. D. (1999). Private self-consciousness and the five-factor model of personality: distinguishing rumination from reflection. *Journal of Personality and Social Psychology,* 76, 284-304.
Turner, S. M., Beidel, D. C., Cooley, M. R., Woody, S. R., & Messer, S. C. (1994). A multicomponent behavioral treatment for social phobia: social effectiveness therapy. *Behaviour Research and Therapy,* 32, 381-390.
Turner, S. M., Beidel, D. C., & Cooley-Quille, M. R. (1995). Case histories and

shorter communications, *Behaviour Research and Therapy*, 33, 553-555.
Turner, S. M., Beidel, D. C., & Townsley, R. M. (1990). Social phobia: Relationship to shyness. *Behaviour Research and Therapy*, 28, 497-505.
Twohig, M., & Levin, M. E. (2017). Acceptance and commitment therapy as a treatment for anxiety and depression: a review. *Psychiatric Clinics of North America*, 40, 751-770.
Van Velzen, C. J. M., Emmelkamp, P. M. G., & Scholing, A. (1997). The impact of personality disorders on behavioral treatment outcome for social phobia. *Behaviour Research and Therapy*, 35, 889-900.
Warwick, J. M., Carey, P., Van der Linden, G., Prinsloo, C., Niehaus, D., Seedat, S., Dupont, P., & Stein, D. J. (2006). A comparison of the effects of citalopram and moclobemide on resting brain perfusion in social anxiety disorder. *Metabolic Brain Disease*, 21, 241-152.
Watson, D. & Friend, R. (1969) Measurement of social-evaluative anxiety. *Journal of Consulting and Clinical Psychology*, 33, 448-457.
Weeks, J. W., Heimberg, R. G., & Rodebaugh, T. L. (2008). The fear of positive evaluation scale: Assessing a proposed cognitive component of social anxiety. *Journal of Anxiety Disorders*, 22, 44-55.
Weeks, J. W., Heimberg, R. G., Rodebaugh, T. L., & Norton, P. J. (2008). Exploring the relationship between fear of positive evaluation and social anxiety. *Journal of Anxiety Disorders*, 22, 386-400.
Wells, A., & McMillan, D. (2004). Psychological treatment of social phobia. *Psychiatry*, 3, 56-60.
Wells, A., Clark, D. M., Salkovskis, P., Ludgate, J., Hackann, A., & Gelder, M. (1995). Social phobia: The role of in-situation safety behaviors in maintaining anxiety and negative beliefs. *Behavior Therapy*, 26, 153-161.
Yoshinaga N., Matsuki S., Niitsu T., Sato Y., Tanaka M., Ibuki H., Takanashi R., Ohshiro K., Ohshima F., Asano K., Kobori O., Yoshimura K., Hirano Y., Hirano Y., Sawaguchi K., Koshizaka M., Hanaoka H., Nakagawa A., Nakazato M., Iyo M., Shimizu E., Shimizu E. (2016). Cognitive behavioral therapy for patients with social anxiety disorder who remain symptomatic following antidepressant treatment: A randomized, assessor-blinded, controlled trial. *Psychotherapy and Psychosomatics*, 85, 208-217.
Yoshinaga N, Ohshima F, Matsuki S, Tanaka M, Kobayashi T, Ibuki H, Asano K, Kobori O, Shiraishi T, Ito E, Nakazato M, Nakagawa A, Iyo M, Shimizu E. (2013). A Preliminary Study of Individual Cognitive Behavior Therapy for Social Anxiety Disorder in Japanese Clinical Settings: A Single-Arm, Uncontrolled Trial. *BMC Research Notes*, 6.

プログラムに関する参考資料

心理教育用資料

不安の変化
⇒不安な場面を経験し続けたとき

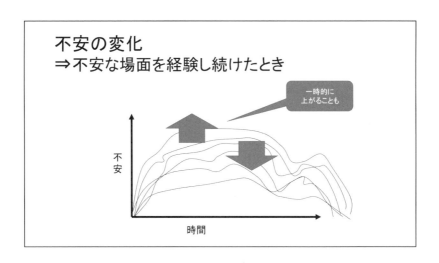

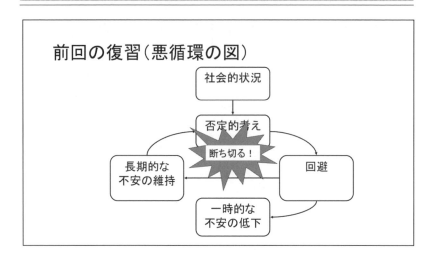

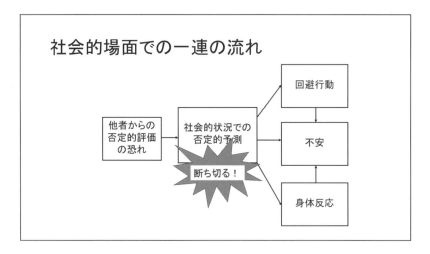

エクスポージャーと認知的介入の資料

エクスポージャー

- 3分間のスピーチをしてもらいます

- 話す内容はお任せです
  ＊自己紹介、好きなもの、趣味など、テーマは変わってもかまいません

- 2分間準備する時間があります
  ＊自分のことに関する話：ネガティブな内容はやめておく

どうなるとおもいますか？

- うまくいくと思ったところ

- うまくいかないと思ったところ

- 不安の点数　　□点

実際にはどんな印象を持ちましたか？

- よいと思ったところ

- わるいと思ったところ

- スピーチの点数　　□点

場面と対処方法のリスト

ある状況（困っている場面）：

具体的な方法：たとえば？？

その場面で起きうること

- 客観的な見方

- 具体的な対処

- 助けになる人

最悪な（もっとも困る）状況		
最悪な場合	もっとも良い場合	現実的な場合
確信度	確信度	確信度

日常の場面の場合

- 起こるりそうなことは？
- 最悪な場合は？

- 実際にはどうなるか？
- どうふるまう？
- 感情はどうなる？

状況の予測を現実的に考える

- 主観的に考えていること

- 客観的な理解

- 第3者的な視点で

ビデオフィードバック用資料

ビデオを見る際の諸注意

- 人前でのスピーチは，<u>自分が思っているよりも，他の人に良い評価をうける</u>ことが報告されています

- 先ほどのスピーチを<u>客観的</u>に思い浮かべて下さい

- 自分の<u>良いところ</u>を探すように見ましょう

ビデオをみてみましょう

- 客観的に見ましょう（他の人をみるつもりで）

- 見ながら評価してください

- その後、ビデオに対する考えを評価してもらいます

実際は？

- 客観的に考えるとどうでしたか？

全体を通して、どんな印象を持ちましたか？

- よいと思ったところ

- わるいと思ったところ

- スピーチの点数　1回目　　　　　点

- さきほどのあなたのスピーチを，まったく関係の無い人・他人が行っていたとしたら，どんな印象をもちますか？

何度かビデオを見た後の比較

- 負担と感じたことと実際

- 変化はどうであったか

- 客観的視点をもてているかどうか

ビデオに関する評価

- やる前は？
- 最悪にいやであったことは？
- 実際は？思い出して見ると？

● 本書は、
「学校法人武蔵野大学学院特別研究費・武蔵野大学図書出版助成」
により刊行されたものである。

社交不安症の基礎理解と認知行動療法

発行日	2019年12月12日 初版第1刷
編著者	城月健太郎（しろつきけんたろう）
発行	武蔵野大学出版会 〒202-8585 東京都西東京市新町1-1-20 武蔵野大学構内 Tel. 042-468-3003 Fax. 042-468-3004
印刷	株式会社ルナテック
装丁・本文デザイン	田中眞一

©Shirotsuki Kentaro, Okawa Sho, Noda Shota
2019 Printed in Japan
ISBN978-4-903281-44-5

武蔵野大学出版会ホームページ
http://mubs.jp/syuppan/